ÉTUDE

SUR

L'URÉTHROTOMIE INTERNE

PAR

LE Dr JACQUES-LOUIS REVERDIN

INTERNE LAURÉAT DES HÔPITAUX DE PARIS (DEUXIÈME MENTION 1868 ;
MÉDAILLE D'OR 1869).
VICE-SECRÉTAIRE DE LA SOCIÉTÉ ANATOMIQUE.

PARIS

J. CHERBULIEZ, LIBRAIRE-EDITEUR

RUE DE SEINE, 33.

GENÈVE. — ALF. CHERBULIEZ ET Cie

1871

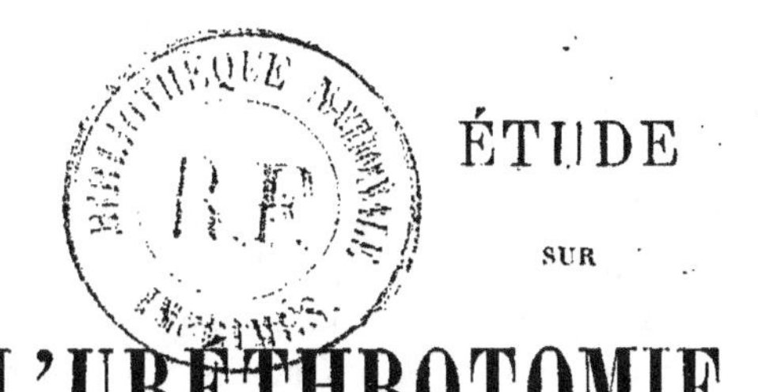

ÉTUDE

SUR

L'URÉTHROTOMIE INTERNE

INTRODUCTION.

Depuis les premières applications de l'uréthrotomie interne on a tant écrit d'articles, de brochures, de thèses et de traités sur ce sujet ; tant de discussions ont eu lieu dans les sociétés savantes, qu'il peut paraître superflu de venir ajouter encore à cette longue liste de travaux ; la lumière doit être faite, semble t-il. Mais en réalité que nous sommes encore loin d'un pareil résultat. Les uns ont voulu faire de l'uréthrotomie une méthode générale, les autres l'ont repoussée de parti pris, d'autres plus sages ont pensé qu'un seul mode de traitement ne peut convenir dans les cas de rétrécissements si variés qu'offre la pratique. Si bien que devant des affirmations contradictoires, défendues de part et d'autre avec talent, soutenues avec des faits à l'appui, celui qui veut se faire une opinion raisonnée reste bien embarrassé.

Quand nous entrâmes au commencement de l'année dernière comme interne dans le service de notre excellent maître M. le Dr Guyon, nous arrivions fort mal disposé pour l'uréthrotomie interne ; des cas malheureux auxquels le hasard nous avait fait assister successivement nous avaient laissé la plus fâcheuse impression. Les leçons de notre maître, l'observation de faits nombreux vinrent nous détromper ; mais ils nous montrèrent, et c'est là ce qui nous engage à traiter encore une fois ce sujet déjà si souvent explore, que les résultats dépendent, ici comme dans toute opération chirurgicale, du *modus faciendi*, des soins consécutifs, dé l'étude attentive du malade tout entier; trop souvent en présence d'un rétrécissement on se borne à s'occuper de l'urèthre, et pourtant on sait que derrière cet urèthre il y a une prostate, une vessie, des reins, et tout un organisme plus ou moins profondément atteint. C'est en observant nos malades non pas seulement la bougie ou la sonde à la main, mais en tenant compte de toutes ces mille complications légères ou graves qui donnent à chaque cas particulier sa physionomie spéciale, que nous sommes arrivé à nous convaincre que l'uréthrotomie interne remplit certaines indications qui lui sont propres; nous avons pu voir que faite d'une certaine façon, suivie d'un traitement consécutif raisonné, elle remplit ces indications sans faire courir de risques aux malades, comme on pourra s'en assurer en consultant nos observations et nos tableaux. C'est cette double conviction à laquelle nous sommes amené par l'étude des faits nombreux que nous avons observés, et des notes que M. Guyon a mises si obligeamment à notre disposition, que nous avons eu le désir de faire partager à d'autres.

Pour arriver à ce but il fallait que le lecteur sût d'abord de quelle façon l'opération a été pratiquée; quelles précautions ont été prises; quels artifices peuvent être employés dans les cas difficiles; quels traitements préparatoire et consécutif ont été institués. Sans cette notion les faits nombreux que nous apportons, et sur lesquels nous nous basons n'auraient plus aucune valeur; et d'ailleurs nous rencontrerons sur notre chemin bien des points importants du reste, mais incomplétement élucidés. Cela fera le sujet d'un premier chapitre.

Le manuel opératoire et le traitement connus, nous aurons à donner un résumé des différents accidents que nous avons pu observer, à montrer que ces accidents n'ont jamais fait courir de danger sérieux aux opérés, que très-souvent la plaie uréthrale s'est comportée comme la plaie la plus simple, et que les résultats au point de vue de la gravité sont très-satisfaisants.

Ceci établi, l'uréthrotomie a évidemment sa place, pourvu qu'elle réponde à des indications; c'est l'étude de ces indications qui fera l'objet de notre dernier chapitre; nous serons obligé alors de faire une revue rapide des procédés si nombreux imaginés jusqu'à nos jours pour la cure des rétrécissements; nous verrons qu'on peut les classer en quelques méthodes ; celle de ces méthodes dans laquelle nous faisons rentrer l'uréthrotomie interne compte encore des procédés variés ; nous nous efforcerons de les juger à leur juste valeur, de faire autant que possible la part de chacun, et nous montrerons quels sont les avantages de celui que nous avons pu étudier le plus complétement. Dans cette revue qui soulève des questions encore bien controversées, nous regrettons que notre expérience personnelle soit si peu imposante ; cependant nous avons pu à l'excellente école de notre maître recevoir des leçons assez instructives et observer des faits assez nombreux, pour que, aidé de nos lectures et de nos réflexions, nous osions aborder ce sujet.

Ayant fait la part de la méthode à laquelle appartient le procédé de M. Maisonneuve, ayant montré et justifié nos préférences pour ce procédé, il ne nous reste qu'à entrer dans le détail des indications de l'uréthrotomie interne ; tout ce que nous avançons dans cette dernière partie est basé sur nos observations personnelles et sur celles que M. Guyon nous a confiées ; c'est-à-dire sur sa pratique de trois années à l'hôpital Necker.

Nous mettons sous les yeux du lecteur les pièces du procès afin qu'il puisse juger lui-même de leur valeur ; nous espérons ainsi l'amener aux convictions que nous nous sommes faites par l'observation des faits.

Nous ne pouvons terminer cette introduction sans témoigner à notre excellent maître M. le Dr Guyon, notre reconnaissance pour les excellents conseils qu'il nous a donnés et les précieux matériaux qu'il a mis à notre disposition, et sans lesquels nous n'aurions pu songer à entreprendre ce travail.

CHAPITRE PREMIER

Nous supposons qu'un malade atteint de rétrécissement s'est présenté à l'hôpital ; le diagnostic est fait, les indications sont posées, l'uréthrotomie remplit ces indications.

En deux mots, on sait que l'uréthrotome de M. Maisonneuve se compose d'une bougie flexible, munie à son extrémité d'un pas de vis ; d'un conducteur cannelé qui s'adapte à cette bougie, et d'une lame triangulaire à bords tranchants légèrement concaves, à sommet mousse, portée sur une longue tige qui glisse dans la cannelure du conducteur. On fait passer la bougie jusque dans la vessie ; on visse sur elle le conducteur et on l'introduit dans le canal ; la bougie poussée en avant va se replier dans la vessie ; quand le conducteur l'a remplacée dans l'urèthre, on glisse dans sa cannelure la tige qui porte la lame ; cette lame coupe les parties rétrécies ; elle est alors retirée et ordinairement elle achève en revenant la section commencée en allant. L'uréthrotomie est achevée ; il ne reste plus qu'à introduire une sonde dans la vessie et à traiter convenablement la plaie qui vient d'être faite ; plus tard il faudra encore s'occuper de la cicatrice qui succédera à cette plaie. Voilà la théorie. Passons maintenant à la pratique et étudions en particulier chacun les temps de cette opération assez simple.

ARTICLE PREMIER. — *Traitement préparatoire.*

Avant de pratiquer l'opération, il y a quelques précautions à prendre, qui varient suivant l'état du malade.

Nous verrons plus tard que lorsqu'on a affaire à un de ces cas compliqués d'accidents, de fièvre ou d'inflammations rénales et vésicales, il faut autant que possible et à moins d'urgence absolue, employer les moyens reconnus efficaces pour moderer l'état aigu et ne pratiquer l'opération que lorsque le calme s'est rétabli, au moins en partie ; sans cela on s'exposerait à aggraver les complications préexistantes. Il en serait de même, à plus forte raison, si une orchite causée par le cathétérisme faisait renoncer à la dilatation en faveur de l'uréthrotomie ; il faut attendre la guérison de l'orchite d'autant plus qu'ici l'accident n'est pas sous la dépendance du rétrécissement lui-même.

Mais en dehors de ces conditions, qui sont loin, il est vrai, d'être exceptionnelles, faut-il suivre l'exemple de Civiale et par la dilatation préalable émousser la sensibilité de l'urèthre et vaincre la pusillanimité du malade ? Faut-il, comme M. le professeur Gosselin, administrer des tisanes diurétiques afin de rendre l'urine qui pourra passer sur la plaie moins toxique ? Est-il bon de prescrire, comme le faisait M. Ricord et comme d'autres l'ont fait avec lui, le sulfate de quinine ? Faut-il purger les malades ? Il nous est difficile de répondre à ces questions d'une façon catégorique, des éléments suffisants de comparaison nous manquent. Aussi nous nous bornerons à indiquer les précautions que nous avons vu prendre ; les résultats ayant été satisfaisants, si le traitement préparatoire n'y a été pour rien, au moins nous pouvons affirmer qu'il n'a pas été nuisible.

La dilatation préalable a été mise en usage dans un grand nombre de cas, mais non dans le but d'émousser la sensibilité uréthrale ; elle a été mise en usage tout simplement parce que nous ne pouvons pas savoir d'avance, le plus souvent, si la dilatation réussira ou ne réussira pas, si elle sera innocente ou si elle causera des accidents. Dans les cas d'urgence ou lorsque l'uréthrotomie paraît indiquée d'emblée, il est inutile de dilater l'urèthre maintenant que nous possédons un instrument assez mince pour franchir assez facilement un rétrécissement même très-étroit ; nous verrons plus loin comment on pourra souvent vaincre les difficultés d'introduction si elles se présentaient. Enfin quand la dilatation ne réussit pas, c'est bien souvent parce qu'au lieu d'émousser la sensibilité des rétrécissements elle l'exagère, et alors nous avons vu l'abandonner et laisser reposer le canal pendant quelques jours, sans que pour cela l'opération nous ait paru plus douloureuse qu'elle ne l'est d'habitude.

La plupart de nos malades étaient soumis, depuis leur entrée, à l'usage d'une tisane émolliente ou diurétique, graine de lin, uva ursi, etc.; nous ne croyons pas qu'on doive attribuer une très-grande importance à ces moyens; cependant, il est très-rationnel de penser, avec M. le professeur Gosselin, que plus l'urine sera diluée dans une grande quantité d'eau, moins son contact avec la plaie sera douloureux et ses effets toxiques prononcés.

Nous ne pouvons pas mieux démontrer que l'usage du sulfate de quinine, commencé la veille de l'opération et continué ensuite pendant quelques jours après, ait été pour quelque chose dans les résultats que nous apportons; mais, comme ce médicament a toujours été prescrit, que nous n'en avons vu résulter aucun inconvénient, que l'issue des opérations a été bonne et les accidents insignifiants, que d'ailleurs il a été conseillé à peu près universellement dans le traitement de la fièvre uréthrale, nous pensons qu'on ferait bien d'imiter la pratique de notre maître.

Il a l'habitude de faire prendre au malade, le matin de l'opération, et quelquefois les jours précédents, 0 gr. 20 de sulfate de quinine, d'en prescrire 0 gr. 60 le jour de l'opération, et d'en continuer l'usage pendant trois ou quatre jours, dans les cas ordinaires.

Enfin, une dernière précaution consiste à vider le rectum au moyen d'un lavement; ce moyen vaut mieux qu'un purgatif, qui pourrait prédisposer le malade à l'absorption des principes toxiques; mais il est important de ne point le négliger; l'opération elle-même sera plus facile, et des efforts de défécation ne viendront pas violenter la plaie uréthrale.

Art. 2. — *De la bougie conductrice.*

L'uréthrotomie étant indiquée et le malade étant dans les conditions voulues pour subir l'opération, couché dans son lit, les cuisses demi-fléchies et écartées, la première chose à faire est d'introduire dans la vessie la bougie qui doit servir de guide à l'uréthrotome.

Il y a longtemps qu'on avait songé à ajouter aux différents scarificateurs un prolongement métallique ou souple, destiné à pénétrer plus facilement dans le rétrécissement et à empêcher l'instrument de s'égarer. Leroy (1), le premier, à ce que nous croyons, avait adopté, pour remplir ce but, un bout de bougie de quelques pouces; M. Mercier (2) décrit un appareil assez analogue; l'uréthrotome de M. Ricord présente à son extrémité une sorte de stylet métallique; M. le professeur Sédillot indiquait, en 1855, dans son *Traité de médecine opératoire*, un conducteur flexible en baleine. Mais c'est surtout depuis que M. Maisonneuve a adapté à son uréthrotome une bougie flexible, que l'usage de ce guide indispensable a été vulgarisé; nous verrons plus loin combien il simplifie l'introduction de la sonde à demeure; pour le moment il suffit de dire que la bougie conductrice fait partie intégrante des uréthrotomes de M. Sédillot et de M. Voillemier, et du divulseur de M. Voillemier.

L'introduction de la bougie conductrice ne présente pas, le plus souvent, de difficultés, et il n'y a alors d'autres règles à suivre que celles du cathétérisme ordinaire. Mais cependant il n'en est pas toujours ainsi; la bougie, étant très-flexible, peut se replier devant un obstacle, sans que l'opérateur s'en aperçoive. Il est arrivé à plusieurs chirurgiens de voir la bougie, qu'ils croyaient introduite, venir montrer sa pointe au méat. Dans d'autres cas, au lieu de se replier, elle butte contre un obstacle, enfile une de ces petites fausses routes qui existent souvent au devant des rétrécissements soumis à de nombreux cathétérismes, peut-être s'introduit-elle dans une des lacunes de l'urèthre, et on ne peut arriver à la faire passer; enfin, quand on y réussit, il arrive quelquefois qu'elle est si serrée dans le détroit qu'on ne peut la faire avancer ni reculer.

Pour pratiquer l'uréthrotomie avec sécurité, il faut d'abord que la bougie soit introduite jusque dans la vessie, et ensuite qu'elle joue librement dans l'urèthre.

Voyons de quelle façon on arrivera à remplir ce double but :

On pourra toujours être certain que la bougie est arrivée dans la vessie quand, en la poussant en avant, on la sentira plonger, pour ainsi dire, dans le vide, sans donner à la main la moindre sensation

(1) Leroy. Traité des angusties, 1845.
(2) Mercier. Recherches sur le traitement des maladies des organes urinaires..... et sur celui des rétrécissements de l'urèthre. Paris, 1856, p. 424.

d'élasticité. M. Sédillot l'a parfaitement indiqué dans son *Traité de médecine opératoire*; M. Guyon a bien souvent insisté sur ce point devant nous, et nous sommes convaincu qu'une main un peu exercée ne confondra pas les deux sensations si différentes que donnent une bougie libre dans le canal et une bougie qui se replie. Si l'on doutait, d'ailleurs, on n'aurait qu'à visser sur la bougie la grande tige qui sert à introduire la sonde à demeure et à pousser avec elle la bougie profondément dans l'urèthre ; si la pointe ne revient pas alors au méat, c'est qu'elle est bien introduite.

Généralement, avec de la patience, une grande douceur et quelques artifices, on arrive à triompher des obstacles qui peuvent se présenter dans l'introduction de la bougie; à l'exemple de Leroy, il suffit souvent de tortiller son extrémité ; souvent nous avons vu réussir en donnant à cette extrémité la forme d'une petite baïonnette. C'est qu'en effet, ce n'est pas l'étroitesse du rétrécissement qui, le plus souvent, rend compte des difficultés, mais c'est bien plutôt une déviation du canal, une situation excentrique de l'orifice.

Si, au lieu de procéder avec douceur, par la ruse plutôt que par la force, on s'obstine à pousser quand même, il peut arriver qu'on enfile une mauvaise voie, surtout si les manœuvres ont été répétées plusieurs fois ; de petites fausses routes ont été faites et produites elles-mêmes par la bougie, elles se trouvent, on le comprend sur son trajet naturel.

Si l'obstacle est insurmontable, si, malgré la douceur, la patience et les petits artifices que chacun connaît, on ne pouvait arriver à introduire la bougie conductrice, que reste-t-il à faire ? La réponse est variable, suivant les cas : ou bien les indications ne sont pas urgentes, un jour de plus n'aggravera pas assez la situation du malade pour que la temporisation soit dangereuse ; ou bien la situation est telle qu'il faut agir immédiatement, et, si l'uréthrotomie n'est pas possible, s'adresser à un autre mode d'intervention.

Dans le premier cas, on remettra les tentatives au jour suivant; on évitera même de les prolonger outre mesure, car elles ne sont pas innocentes. On s'adressera alors aux moyens médicaux capables de lutter contre l'inflammation du rétrécissement ou le spasme, que cette inflammation et ce spasme soient dus aux manœuvres elles-mêmes ou qu'il les ait précédées ; si on le juge convenable, on pourra même attendre plusieurs jours, laisser l'orage momentané se calmer complétement avant d'en revenir à de nouvelles tentatives. Le repos, les bains, les cataplasmes, la tisane de graine de lin suffisent souvent pour amener un changement surprenant et faciliter singulièrement la manœuvre.

Dans le second cas, deux moyens nous paraissent trouver leur emploi; tous deux s'adressent à un état morbide encore imparfaitement connu et surtout mal limité; au spasme qui accompagne, dit-on, les strictures. Le premier, mis d'abord en usage par Dupuytren pour la dilatation simple, est bien connu. Il consiste à laisser la bougie en contact pendant quelque temps avec le rétrécissement. Que se passe-t-il alors? Nous ne le savons guère, mais ce qui est certain, c'est que souvent il suffit pour vaincre les résistances et permettre l'introduction. L'autre moyen a été utilisé dans plusieurs cas par M. Sédillot; d'autres opérateurs l'ont mis en usage, et on en trouvera des exemples dans les mémoires de M. Gaujot (1) et dans le traité de M. Reliquet (2). Il consiste dans la chloroformisation; nous n'avons pas eu l'occasion de voir employer ce moyen, mais puisqu'il a réussi dans leurs mains, que d'ailleurs il paraît assez bien justifié chez les malades nerveux et impressionnables, nous ne verrions aucun inconvénient à l'utiliser dans les cas d'absolue nécessité et avec toutes les précautions nécessaires. Il est bien clair que le chloroforme exposant toujours à des accidents imprévus, nous ne conseillons d'y recourir qu'après avoir épuisé toutes les autres ressources et quand il n'y a pas moyen de faire autrement.

La bougie conductrice étant bien et dûment introduite jusque dans la vessie, généralement on la sent jouer librement dans l'urèthre, et il est probable alors que l'introduction du conducteur métallique se fera sans difficultés. Cependant, dans quelques cas, il n'en est point ainsi. Au lieu d'être libre, de plonger dans le vide quand on la pousse, elle se trouve vigoureusement étreinte, et il est alors certain que le conducteur ne passera pas, pour deux raisons : d'abord, étant un peu plus volumineux et plus rigide, il est plus difficile encore de lui faire passer sans danger et sans violence le détroit; puis la bougie

(1) De l'uréthrotomie interne, par le Dr Gaujot. Paris, 1860.
(2) Traité des opérations des voies urinaires, par le Dr Reliquet. Paris, 1869.

elle-même, étant difficilement chassée en avant, se replie, résiste, à la manière d'un ressort élastique, et empêche l'instrument d'avancer.

On sait que, lorsqu'une bougie introduite dans l'urèthre s'y trouve fortement serrée, il suffit de la laisser à demeure pendant quelque temps pour que bientôt elle joue librement dans le canal. C'est sur ce fait d'observation qu'est basée la dilatation progressive par les bougies à demeure. Cette propriété, encore mal expliquée, doit être utilisée, et, de fait, elle l'a été avec succès.

Il suffit quelquefois d'un temps relativement assez court, d'une heure ou deux, pour pouvoir achever sans crainte et sans difficulté l'opération. S'il en est autrement, si cette sorte de détente du rétrécissement tarde à se faire, on n'a alors qu'à attendre plus longtemps, à laisser la bougie à demeure pendant 12 ou 24 heures. Mais toutes les fois qu'on peut l'éviter, il est évident qu'il faut en profiter. Si une bougie à demeure est souvent innocente, il n'en est pas toujours ainsi ; vingt-quatre heures de séjour suffisent quelquefois pour donner lieu à des frissons, à de la cystite ou à des douleurs de reins qui indiquent une poussée de néphrite. Nous venons d'en observer un exemple dans le service de M. le professeur Gosselin : « Un malade entre pour une affection étrangère aux voies urinaires, mais il se plaint en outre de pisser avec difficulté et à petit jet ; il est porteur d'un rétrécissement étroit, qui n'a jamais donné lieu jusqu'ici ni à des accès de fièvre ni à des douleurs du côté des reins ou de la vessie ; il n'a jamais été traité. M. Gosselin introduit une bougie n° 3 et se propose de pratiquer la divulsion. Il laisse cette bougie à demeure ; au bout de deux jours, frisson violent suivi de sueurs, qui se répète le lendemain et s'accompagne d'abord d'une sensibilité très-appréciable du rein gauche puis de douleurs au bas-ventre, d'envies fréquentes d'uriner, de ténesme vésical ; les urines deviennent troubles. Deux jours de bougie à demeure ont suffi pour provoquer ces accidents qui font différer à juste raison toute intervention chirurgicale. »

Malgré cela, nous pensons que la conduite que nous venons d'indiquer est bien préférable à celle que propose M. Gaujot (1) et qui consiste à dilater rapidement le rétrécissement au moyen de bougies

(1) Gaujot, ibid., p. 111.

introduites successivement dans l'espace de quelques minutes. Outre
que la manœuvre pourrait rester souvent sans effet, elle expose aux
accidents de la surdistension du rétrécissement indiqués par Civiale,
et nous paraît loin d'être innocente.

On a dit, mais jusqu'ici nous ne connaissons aucun fait publié à
ce sujet, qu'on était exposé à couper la bougie conductrice avec la
lame de l'uréthrotome, si, par une fausse manœuvre, cette bougie,
que l'on croit repoussée dans la vessie à mesure que le conducteur
vient la remplacer dans l'urèthre, se replie au contraire dans le
canal ; outre les accidents auxquels exposerait l'erreur relativement
à l'incision, ce morcellement de la bougie nécessiterait des manœuvres d'extraction difficiles et dangereuses ; nous répétons que
nous ne savons pas si ce mécompte s'est présenté réellement à quelque opérateur, mais jamais il ne pourra se produire si on s'est assuré
que la bougie a bien pénétré dans la vessie et qu'elle est suffisamment libre dans le canal pour céder la place au conducteur métallique.

Il est un autre accident qui, lui, du moins, s'est présenté réellement
et qui mérite par conséquent qu'on s'en préoccupe ; mais heureuse-
ment le mal est facile à conjurer. Il suffit d'un peu de soin et d'attention, et il dépend en grande partie du fabricant. L'extrémité de
la bougie sur laquelle se visse le conducteur cannelé est munie d'un
petit appendice métallique à pas de vis. Il arrive souvent qu'après
s'être servi pendant quelque temps de ces bougies, le point de jonc-
tion du métal et du tissu élastique faiblit, se détériore, parce que
c'est en ce point que la flexion se fait surtout. Si on n'a pas pris garde
d'examiner avec soin la bougie dont on se sert, il peut arriver qu'en
la poussant dans la vessie, elle se plie une fois de plus et se casse ;
en retirant l'instrument on ne ramène que le petit ajutage métallique : la bougie est restée dans la vessie. Cet accident est déjà arrivé dans deux cas à notre connaissance. Dans l'un d'eux (1), la
bougie, laissée dans le réservoir urinaire, y est devenue le centre d'un
calcul qu'il a fallu plus tard extraire par la taille.

(1) Ce calcul, extrait par le Dr Campello, du Brésil, a été présenté à
la Société de médecine pratique par le Dr Mallez. Voir *Courrier médical,*
25 juin 1870.

Le second est raconté par M. Sédillot lui-même ; l'extraction se fit sans trop de difficultés. Préoccupé de cet accident, M. Sédillot fit ajouter à l'ajutage métallique une sorte de cheville destinée à en assurer la solidité. On pourrait se servir avec avantage de bougies ainsi perfectionnées, mais si l'on n'en a pas à sa disposition, il suffit de s'assurer avant d'entreprendre l'opération, que la bougie dont on va se servir est en bon état. Il n'est pas possible de supposer que, dans le cours de l'opération, l'instrument puisse se dévisser, puisqu'on introduit le conducteur directement en avant et sans lui imprimer de mouvements de torsion.

M. Tillaux (1) vient de faire usage dernièrement d'un conducteur imaginé par M. Gouley (2), pour l'uréthrotomie externe. Il consiste en une longue tige de baleine sur laquelle on fait glisser des instruments variés, pourvus à leur extrémité d'une portion canaliculée ; cette modification avait été apportée au conducteur de l'uréthrotome. Sans condamner cette application qui peut rendre des services dans des cas difficiles, nous faisons remarquer que les tiges en baleine, surtout quand elles sont fines, exposent à faire des fausses routes avec la plus grande facilité.

Art. 3. — Du conducteur métallique.

Quand la bougie est introduite, qu'elle a pénétré dans la vessie, qu'elle est suffisamment libre dans le canal, on visse sur son extrémité le conducteur cannelé. Celui de M. Maisonneuve est courbe et construit d'après les principes donnés par Gély ; nous aurons plus tard à donner les raisons qui font adopter les instruments courbes : en deux mots, ce sont les seuls qui permettent de sectionner d'un coup tous les points rétrécis de l'urèthre, ce sont les seuls qui donnent la certitude qu'ils ont pénétré par la bonne voie, ce sont enfin ceux qui exposent le moins à des froissements douloureux, à un redressement du canal, qui ne se fait pas sans un peu de contusion.

Le conducteur peut être cannelé sur sa concavité ou sur sa con-

(1) *Abeille médicale*, 20 juin 1870.
(2) Bourgain. De l'uréthrotomie externe sur conducteur, procédé du Dr Gouley. These de Paris, 1870.

vexité; M. Guyon a adopté la cannelure sur la concavité, nous en donnerons plus loin les raisons quand nous nous occuperons du choix de la lame; c'est du reste la pratique que M. Maisonneuve a adoptée lui-même, au moins dans sa pratique actuelle.

Le conducteur une fois vissé et solidement assujetti, on l'introduit dans l'urèthre, comme dans le cathétérisme ordinaire; d'abord couché sur le ventre du malade, la concavité regardant la symphyse, jusqu'à ce que son extrémité soit parvenue au voisinage du bulbe. Arrivé là, on l'abaisse graduellement et doucement entre les jambes du patient, une main refoulant en bas les tissus qui sont au devant de la symphyse et avec eux la racine de la verge, un doigt appuyé sur l'extrémité libre du conducteur pour le maintenir dans la bonne direction. On le sent alors peu à peu pénétrer dans la vessie; on est averti que le col a été franchi, à une liberté plus grande et au relâchement du ligament suspenseur de la verge. Il ne faut pas croire que les choses se passent toujours d'une façon aussi simple. Ce temps est en réalité le plus difficile de l'opération, et c'est pendant cette introduction du conducteur qu'on pourrait s'exposer facilement, si on employait la force au lieu de la douceur, à faire des fausses routes. Ainsi, pour peu qu'après quelques tentatives infructueuses, l'opérateur sente que la patience va lui faire défaut, il n'y a qu'un parti à prendre : retirer le conducteur, le dévisser, laisser la bougie à demeure et remettre les tentatives à plus tard. C'est cette sage pratique que nous avons vu mettre quelquefois en usage par notre maître et que nous suivrons pour notre part dans les mêmes circonstances. Cependant, s'il y avait urgence et si on craignait de ne pas mieux réussir une seconde fois qu'une première, on pourrait arriver au but par l'un des deux moyens suivants. M. Guyon nous a dit avoir employé plusieurs fois, cette année, avec succès le premier : il consiste à pousser l'instrument d'une main, à guider de l'autre son extrémité au moyen de l'index introduit dans le rectum, pendant qu'un aide refoule fortement en bas la racine de la verge. Jamais, du reste, il ne faut employer la violence, car on pourrait faire une fausse toute, malgré la bougie, si elle se repliait au niveau de son ajutage métallique.

Le second moyen consiste à ouvrir la voie au conducteur en faisant une petite scarification avec l'uréthrotome do Charrière vissé sur la bougie conductrice ; mais il faut peu compter sur la réussite (voir obs. 1 et 2).

Il arrive assez souvent qu'au moment où le conducteur est entré dans la vessie, le malade se met à uriner. Ce petit incident s'est produit sous nos yeux un certain nombre de fois, sans qu'il en soit résulté de conséquence graves ; la lame coupera les tissus, pour ainsi dire, dans l'urine, et on pourrait craindre soit l'infiltration, soit l'absorption du liquide ; mais, comme on rend du même coup au canal un calibre suffisant à un écoulement facile, l'urine passe sur la plaie doucement et sans être violemment poussée. On comprend que si la vessie se vidait complétement on serait exposé à offenser ses parois avec le conducteur ou à les intéresser avec la lame, mais la quantité d'urine émise se réduit ordinairement à quelques gouttes.

Art. 4. — Choix et introduction de la lame.

Les lames de l'uréthrotome peuvent être plus ou moins larges ; celles que nous avons vu employer mesuraient de $6^{mm}2[3$ à $7^{mm}2[3$. Les unes sont simples, glissant tantôt sur la concavité, tantôt sur la convexité du conducteur ; d'autres sont doubles et coupent sur les parties latérales de l'urèthre ; ces dernières ont été abandonnées. M. Guyon a adopté, comme M. Maisonneuve et la plupart des chirurgiens, la lame glissant sur la concavité du conducteur. Plusieurs raisons justifient cette préférence. La première est basée sur la disposition du tissu caverneux de l'urèthre qui, d'abord à peu près également réparti autour du canal, s'effile (1) à la partie supérieure et se réduit à une faible épaisseur, tandis qu'à la partie inférieure il se renfle pour former le bulbe. C'est là surtout qu'il y aurait à courir le danger d'une hémorrhagie trop abondante ; il est vrai que la lame, coupant des tissus modifiés et plus ou moins fibreux, n'a guère de chance d'ouvrir beaucoup de vaisseaux.

M. Maisonneuve a donné, à ce que nous avons appris, une autre raison en faveur de ce choix : c'est qu'avec la lame glissant sur la

(1) Voir Jarjavay. Recherches anatomiques sur l'urèthre de l'homme, p. 63.

convexité du conducteur, on ferait toujours une section, qu'il y ait
ou qu'il n'y ait pas rétrécissement, au niveau de la courbure de
l'urèthre, le ligament suspenseur étant en ce moment tendu. Enfin,
la concavité du conducteur est certainement le chemin le plus court
pour arriver dans la vessie.

Du reste, le meilleur argument se tire pour nous de l'examen des
faits. En consultant nos tableaux et nos observations, on verra qu'il
n'y a jamais eu d'hémorrhagie redoutable, et que presque toujours
la quantité de sang a varié de quelques gouttes à une cuillerée; il
n'en aurait peut-être pas été ainsi avec une autre lame.

On nous objectera sans doute que nous nous exposons par ce
choix à couper précisément les parties les moins malades, les moins
épaisses, les moins indurées. Cette objection repose, nous le
croyons, sur une mauvaise interprétation du but que doit remplir
l'uréthrotomie. L'expression de Reybard (1) nous paraît juste : il s'agit
de mettre une pièce à une doublure trop étroite; pour arriver à remplir cette condition il coupait l'urèthre par en bas et dans toute son
épaisseur, au milieu de la plus grande épaisseur des tissus malades; rien ne sollicitait ces deux murailles épaisses à s'écarter, et
il était obligé d'aller avec ses sondes et à plus d'une reprise produire de force cet écartement. Il n'en est point ainsi, croyons-nous,
dans le procédé que nous décrivons, et en divisant le canal à sa
partie supérieure; c'est là qu'on a quelque chance de trouver des
tissus moins altérés et moins durs, et nous pensons que l'interprétation de M. Perrin (2) ne manque pas de justesse; il est probable que
la séparation des bords de l'incision se fait d'elle-même, et se produit, en partie au moins, grâce à l'action des fibres circulaires. Une
démonstration rigoureuse de cette hypothèse ne nous paraît pas
possible; mais il nous semble que les faits lui donnent une certaine
vraisemblance; après avoir pratiqué l'uréthrotomie avec une lame
de 7^{mm} 2|3, par exemple, on introduit souvent sans aucune vio-
lence une sonde de 6^{mm}.

Nous pensons en outre qu'il est parfaitement illusoire de s'adres-

(1) Reybard. Traité pratique des rétrécissements du canal de l'urèthre, 1853.
(2) Société de chirurgie, bull. 1865.

ser directement au tissu du rétrécissement ; certes, ce n'est pas une incision qui le modifiera instantanément; ce qu'il faut c'est faire une voie large qui mette le malade à l'abri des complications graves et lui permette d'entretenir sans danger son canal à un degré suffisant de dilatation.

Eu égard aux diamètres normaux de l'urèthre, une lame de 7^{mm} à 7^{mm} 2[3 nous paraît remplir suffisamment les conditions requises : on ne court pas la chance d'aller trop loin et de diviser complétement le canal, ce qui pourrait exposer à des accidents consécutifs, et on va assez loin, quand on peut introduire dans l'urèthre une sonde 18 par exemple.

Ces limites, on le comprend, n'ont rien d'absolu en elles-mêmes; un millimètre de plus ou de moins ne nous effrayerait guère, mais ces limites sont celles que nous avons vu respecter et elles ont pour nous la sanction de l'expérience; nous avons toujours vu l'incision avec la lame 23 remplir les conditions requises et permettre l'introduction d'une sonde d'un calibre qui nous paraît suffisant.

La lame de l'uréthrotome doit être introduite avec certaines précautions qu'il est indispensable de ne jamais négliger. On a dit et répété, que la lame à sommet mousse pouvait couper des replis de la muqueuse uréthrale; M. Voillemier (1) a cité un cas dans lequel quelque temps après l'uréthrotomie on trouvait à l'exploration jusqu'à 6 petits rétrécissements ; ce fait prouverait quelque chose s'il était plus détaillé ; nous ne savons pas d'abord si le chirurgien avait pris toutes les précautions voulues; on ne nous dit pas comment l'urèthre avait été exploré avant l'opération, on ne nous dit pas s'il y avait dans cet urèthre un ou plusieurs rétrécissements; et comme nous savons que cette multiplicité des rétrécissements est des plus fréquentes, nous doutons qu'on doive en accuser dans ce cas l'uréthrotomie. Les deux cas cités par M. le professeur Dolbeau (2), avec pièces à l'appui sont plus démonstratifs; dans les deux cas l'urèthre avait été divisé dans toute sa longueur, et dans l'un le rétrécisse-

(1) Observation citée dans la thèse d'agrégation de M. Tillaux, 1863, p. 89.

(2) Dolbeau. Leçons de clinique chirurgicale, p. 328.

ment lui-même avait résisté; ces deux faits isolés ont certainement une grande valeur, mais nous leur opposons les expériences faites sur le cadavre et le résultat de l'observation clinique. M. Tillaux (1) et M. Bracou (2) ont fait des expériences sur le cadavre tout en faveur de la lame à sommet mousse, et nous les avons répétées avec succès.

M. Tillaux n'a trouvé que des éraillures de la muqueuse; M. Bracou a trouvé quelquefois une incision au niveau de la région membraneuse; mais on sait que la sonde est souvent arrêtée sur le cadavre dans ce point, et qu'il s'y fait probablement, grâce à la rigidité cadavérique, une sorte de rétrécissement normal après la mort. M. Dolbeau objecte à cette démonstration que sur le vivant l'urèthre se contracte sur la lame; les deux autopsies qu'il relate semblent en effet démontrer que les choses peuvent se passer quelquefois de cette façon; mais certainement le fait est exceptionnel; nous n'avons fait qu'une seule autopsie à la suite de l'uréthrotomie (voir obs. II); elle avait été d'ailleurs pratiquée avec l'instrument de Charrière; mais à chaque opération nous avons pu facilement compter le nombre des sections opérées successivement le long du canal; elles correspondaient parfaitement avec le résultat de l'exploration antérieure. Les autopsies de M. Perrin, et celles que relate M. Gaujot sont encore là pour démontrer que la lame à sommet mousse remplit le plus souvent le but, et incise les parties rétrécies seules.

Les objections que nous venons de discuter n'ont donc pas toute la valeur qu'on pourrait être tenté de leur donner, mais elles engagent à mettre dans ce temps de l'opération toutes les précautions possibles. Nous avons à peine besoin de dire qu'on ne doit pas, à l'exemple de M. Richard (3), « jouer du violon dans l'urèthre. » Le conducteur doit être tenu solidement par un aide dans une position oblique en haut et en avant; afin de ne pas risquer d'offenser la vessie avec le bec de l'instrument, le chirurgien tend la verge avec l'index et le pouce de la main gauche, de façon à effacer les plis que

(1) Tillaux. Thèse d'agrégation, 1863.
(2) Bracou. Thèse inaugurale, 1863.
(3) Richard. Pratique journalière de la chirurgie, p. 244.

la muqueuse pourrait former ; puis avec l'autre main il pousse
la lamé dans la cannelure ; quand il éprouve de la résistance il
pousse avec un peu plus de force, et les obstacles cèdent successivement ; le bulbe dépassé, la lame chemine sans efforts, et on la
ramène avec les mêmes ménagements ; presque toujours alors on
éprouve de nouvelles résistances et les sections commencées
s'achèvent.

M. Reliquet (1) conseille d'appuyer le conducteur pendant l'introduction de la lame contre la paroi inférieure du canal, afin de
tendre l'urèthre transversalement; cette précaution n'est pas indispensable ; la tension transversale se fait d'elle-même et le conducteur est naturellement repoussé contre la paroi inférieure à mesure
que la lame s'avance ; néanmoins elle est sans inconvénient et
ajoute une sécurité de plus ; aussi il est bon d'en tenir compte.

Art. 5. — De la sonde à demeure.

La question de la sonde à demeure placée dans le canal après
l'uréthrotomie a vivement préoccupé les chirurgiens depuis une
dizaine d'années. Dans les premières tentatives de scarification et
d'uréthrotomie, on ne se tourmentait nullement des effets nuisibles
de l'urine sur la plaie ; Reybard après ses grandes incisions ne mettait pas de sonde, aussi eut-il à enregistrer des cas d'infiltration
d'urine, d'hémorrhagies graves, d'accidents mortels. Cependant, dès
1858, Civiale (2) conseillait déjà l'usage de la sonde à demeure ; la
théorie de l'intoxication urineuse de M. Maisonneuve, indiquée par
M. Saint-Germain (3) dans sa thèse, semble amener logiquement à
cette pratique ; quelques mois plus tard M. Sédillot (4) apportait le
résultat de ses études sur ce point important. Des expériences sur
les animaux, des observations sur les malades le convainquirent
qu'il devaitattribuercontact   aude l'urine avec la plaie les accès de
erfièv qu'il observait souvent; d'où le conseil d'introduire dans

(1) Reliquet. De l'uréthrotomie interne. Th. de Paris, 1865.
(2) Civiale. Traité prat. sur les maladies des voies urinaires, 1858.
(3) Saint-Germain. Thèse de Paris, 1861.
(4) Sédillot. Académie des sciences, 1861.

l'urèthre incisé une sonde qu'on laisse à demeure pendant 36 à 48 h. Ce conseil fut facilement suivi, car il était basé sur des observations rigoureuses et satisfaisantes. M. Maisonneuve, M. Gosselin et bien d'autres se préoccupèrent dès lors vivement d'éviter tout contact de l'urine avec la plaie ; on peut lire dans la thèse de M. Reliquet les résultats comparatifs obtenus par M. le professeur Gosselin avant et après l'adoption de la sonde à demeure ; ces résultats sont tout en faveur de cette pratique.

Cependant tous les chirurgiens ne l'ont pas suivie ; les uns comme de M. Perrin sont restés dans le doute au sujet de son efficacité ; d'autres ont soulevé des objections qui peuvent se résumer dans le raisonnement suivant : la sonde représente dans l'urèthre divisé un corps étranger qui irrite la plaie, l'enflamme, la fait suppurer, et par conséquent cette plaie se réparera lentement et sera remplacée par une cicatrice épaisse et rétractile. Tel est le langage tenu par Reybard (1) et par M. Gaujot (2).

Cette objection serait grave si la sonde représentait réellement un corps étranger irritant pour la plaie, mais il n'en est pas ainsi, croyons-nous, quand on prend certaines précautions. Il est parfaitement inutile de remplir l'urèthre jusqu'à écarter les bords de la plaie, et à comprimer sa surface ; la sonde est destinée à laisser écouler l'urine, à empêcher son contact avec la plaie fraîche, et pas à autre chose ; il suffit donc que la sonde remplisse assez le col de la vessie pour que l'urine ne puisse s'échapper entre elle et le canal, il faut que son calibre soit assez considérable pour que la vessie n'ait besoin d'aucun effort pour se débarrasser ; il faut qu'elle ne soit pas exposée à se boucher, *trois yeux valent mieux que deux;* mais en remplissant ces conditions il faut éviter que par son volume elle ne puisse comprimer les tissus divisés, et les enflammer : d'où la règle d'introduire toujours une sonde d'un volume inférieur à celui que pourrait admettre l'urèthre d'après la profondeur de incision. Après une incision faite avec la lame qui marque 23, M. Guyon place ordinairement une sonde des numéros 16 ou 18, et dont l'introduction soit facile ; si on éprouve quelques difficultés,

(1) Reybard. *Gaz. médicale*, 1862, p. 463.
(2) Gaujot, ibid., p. 91.

Reverdin.   3

il est beaucoup préférable d'en placer une d'un volume encore inférieur. Cette introduction est toujours facile grâce à la bougie conductrice qu'on a laissée dans l'urèthre ; une longue tige métallique
droite est vissée sur elle à la place du conducteur cannelé et une
sonde à bout coupé est glissée sur cette tige restée hors de la
verge, puis sur la bougie jusque dans la vessie.

Les sondes à bout coupé doivent toujours être percées sur les
côtés de deux yeux suffisamment larges, et il est bon de s'assurer
avant l'introduction que leur extrémité est assez souple pour pouvoir suivre facilement la courbure du canal. La sonde introduite on
peut la boucher avec un fausset, ou la laisser ouverte au moins pendant le jour ; cette dernière pratique, conseillée d'abord par Sédillot,
est préférable, l'urine s'écoule goutte à goutte, sans effort, et on
n'a pas à craindre de la voir chassée par une contraction vésicale
entre la sonde et le canal ; la nuit pour laisser dormir le malade on
peut la boucher avec un fausset, mais avec la précaution de la faire
ouvrir toutes les deux heures au moins.

Il peut arriver que la sonde se bouche, malgré ses trois ouvertures ; il pourrait en résulter le passage de l'urine entre elle et le
canal ; aussi faut-il la surveiller soigneusement, s'assurer souvent
qu'elle fonctionne bien ; si elle se trouvait bouchée par un caillot
ou un flocon de mucus, une injection poussée un peu brusquement
lèverait ordinairement l'obstacle ; mais si l'on n'obtient pas le
résultat voulu, il vaut mieux enlever la sonde. Au reste, toutes ces
précautions dont la nécessité doit être prévue, nous n'avons eu que
rarement l'occasion de les mettre en pratique ; quelquefois la sonde
s'est bouchée, mais une injection d'eau a suffi pour rétablir le
cours de l'urine.

Le séjour dans le canal de la sonde à demeure ne donne pas lieu
ordinairement à des douleurs vives ; elle évite au contraire au
malade la cuisson que provoque le passage de l'urine sur la plaie
fraîche ; mais il est facile de comprendre que si ce séjour se prolon-
geait, le gonflement qui doit forcément s'emparer de la plaie le ren-
drait bientôt douloureux et nuisible. Pendant combien de temps
doit-on laisser la sonde à demeure ? Cette question ne peut être
résolue que par l'expérience ; car nous ne savons pas au juste au
bout de combien d'heures la surface traumatique s'est suffisamment

modifiée pour ne plus absorber les liquides et souffrir impunément
le contact de l'urine. Le conseil généralement donné par ceux qui
adoptent la sonde à demeure, est de la laisser de 24 à 48 heures.
C'est à peu près les limites qui ont été adoptées par M. Guyon ; le
plus souvent la sonde a été retirée au bout de 24 heures, d'autres
fois elle a été laissée au plus 36 heures. Nous n'avons pas vu d'accidents résulter de cette manière d'agir, qui a ses avantages ; moins
on laisse la sonde, moins on s'expose à enflammer la plaie ; si au
bout de 24 à 36 heures on peut l'enlever sans avoir à craindre l'absorption urineuse et les frissons qui en résultent, comme nos
observations le démontrent, il faut le faire. Dans quelques cas de
rétrécissements très-durs, très-épais, qui ont nécessité une section
plus profonde que d'habitude, la prudence exige peut-être de
laisser la sonde un peu plus longtemps.

Le mieux est alors, nous le croyons, de surveiller attentivement
a sensibilité du canal, et d'enlever la sonde dès qu'elle produit de
la douleur.

Il y a encore un cas, et nous n'avons pas eu occasion de l'observer
souvent, où la sonde doit être laissée plus longtemps que d'habitude : c'est lorsque l'hémorrhagie se prolonge, quand au bout de
24 heures l'urine est encore mélangée d'un peu de sang, il est évident que les vaisseaux sont encore béants et disposés à absorber ; la
sonde a alors l'avantage d'exercer une légère compression, qui, ici,
à son utilité ; mais ce cas, nous le répétons, est rare ; nous donnerons plus loin des détails sur les hémorrhagies que nous avons
observées, et nous y renvoyons le lecteur.

Art. 6. — Dilatation consécutive.

La question de la dilatation consécutive est intimement unie à
celle des récidives. Quand M. Maisonneuve (1) présenta son
mémoire sur la cure instantanée et radicale des rétrécissements
de l'urèthre, on souleva immédiatement des objections très-justi-

(1) *Moniteur des Hôpitaux*, 1855. Mémoire lu à l'Acad. des Sciences le
14 mai 1855. Il s'agissait alors du premier instrument de M. Maisonneuve, calqué sur le lithotome caché. L'uréthrotome émoussé a été présenté à l'Académie des Sciences le 10 juin 1861.

fiées sur cette expression de cure radicale ; plusieurs membres de la société de chirurgie s'élevèrent contre la signification d'observations tronquées et arrêtées quelques jours après l'opération. Chaque méthode a eu plus ou moins à son début la même prétention de guérir à elle seule les coarctations uréthrales ; il faut cependant établir une distinction sous ce rapport entre les différents procédés. Lorsqu'on faisait de simples scarifications superficielles, on ne pouvait espérer rendre à l'urèthre un calibre suffisant par l'incision seule ; il fallait dilater d'abord pour permettre le passage des instruments, et dilater ensuite pour compléter le traitement. La scarification n'était qu'un simple adjuvant de la dilatation.

Reybard pensa qu'au moyen de ses grandes incisions il pourrait arriver au but d'un seul coup, et il ne mettait point en usage la dilatation consécutive ; la même espérance fut partagée par M. Maisonneuve, lorsqu'il proposa son premier instrument calqué sur le lithotome caché, et nous voyons plus tard dans le mémoire de M. Gaujot, écrit d'après les faits de M. Sédillot, qu'à cette époque (1860), cet habile chirurgien ne faisait point de dilatation consécutive. Mais peu à peu les praticiens revinrent les uns après les autres sur cette opinion. Reybard, en proposant un nouveau procédé d'incisions moins profondes, donne les règles de la dilatation consécutive ; M. Reliquet fait de même en résumant dans sa thèse les idées de M. le professeur Gosselin et de M. Maisonneuve ; M. Sédillot, dans son Traité de médecine opératoire (1), taxe d'imprudence ceux qui ne pratiquent pas ce qu'il appelle le cathétérisme de précaution ; à la Société de chirurgie, dans l'intéressante discussion qui eut lieu en 1865, à part M. Perrin qui doute encore de la nécessité de la dilatation, tous ceux des membres de la Société qui se prononcent en faveur de l'uréthrotomie (Follin, Dolbeau, Trélat, etc.) regardent la dilatation consécutive comme une nécessité.

De notre côté, sur un grand nombre de malades entrés dans les salles de l'hôpital Necker, nous en comptons une très-forte proportion qui avaient été antérieurement uréthrotomisés par MM. Civiale, Gosselin, Maisonneuve, etc., et qui revenaient avec une récidive plus ou moins complète. Or, que disaient ces malades ; quelques-uns

(1) Sédillot et Legouest, 3e édition, 1865-66, p. 552.

n'avaient jamais subi de dilatation consécutive, mais un grand
nombre avaient reçu en quittant l'hôpital la recommandation de se
passer de temps en temps une bougie ; ils en avaient tenu compte
pendant quelque temps, puis satisfaits de leur état ils avaient cessé
de se sonder ; la gêne de la miction avait peu à peu reparu ; quand
ils avaient voulu introduire leur bougie ils n'avaient plus pu le
faire, et l'avaient laissée définitivement de côté. Il ressort de ces
faits que lorsque les malades négligent la dilatation consécutive, ils
sont exposés à voir récidiver leurs rétrécissements ; on peut lire
dans la thèse de M. Icard (1) la description d'une pièce qui prouve
qu'après les grandes incisions de Reybard, les choses se passent de
la même façon.

Nous avons dit que les malades sont exposés à la récidive, mais
elle n'est peut être pas inévitable ; l'autopsie d'un malade opéré par
M. Perrin (2) plus de deux ans auparavant, a montré que l'urèthre
présentait alors 9^{mm} de largeur au niveau du rétrécissement aussi
bien qu'en avant et en arrière de ce point ; les autopsies de
M. Gaujot (3), moins concluantes, il est vrai, à cause de la date de
l'opération, les expériences de Reybard tendent à démontrer que si
la cicatrice se rétracte elle ne le fait que lentement ; il est probable
du reste que ce n'est pas la cicatrice elle-même, qui dans tous ces
faits était restée large et souple qui revient sur elle-même, mais
que ce sont bien plutôt les tissus altérés du rétrécissement qui con-
tinuent à subir leur évolution.

Nous pouvons citer ici l'exemple d'un de nos malades (obs. III)
opéré le 2 juin 1869 et qui admet encore dans son urèthre l'explorateur n. 20 (1er juillet 1870), sans qu'il ait passé de bougies dans
son canal. La dilatation était contre-indiquée chez lui pour l'état de
sa vessie.

Mais si la récidive n'est pas une règle absolue elle est du moins
fort à craindre, et sauf les cas exceptionnels où le cathétérisme n'est
pas possible, nous l'admettons comme une nécessité ; mais pour
nous ce n'est plus l'incision qui est un adjuvant de la dilatation,
c'est la dilatation qui est un adjuvant de l'incision.

(1) Icard. Thèse de Paris, 1858.
(2) Bulletin de la Société de chirurgie, 1865, p. 163.
(3) Gaujot, ibid., obs. I et II.

Plusieurs de nos malades sont revenus après un plus ou moins long espace de temps ; ceux qui avaient persisté à suivre les recommandations qu'on leur avait faites s'en étaient bien trouvés ; citons ici le malade de l'obs. IV qui continuait au bout de huit mois à passer la bougie n. 20 ; la date de l'opération est encore bien rapprochée il est vrai, mais nous pouvons donner un exemple plus concluant en faveur de la dilatation ; il s'agit d'un malade opéré le 13 septembre 1868, resté depuis lors dans les salles pour une tumeur blanche, et par conséquent soumis à une surveillance constante ; il a continué à passer la bougie n. 16, et le 22 juin 1870, c'est-à-dire près de deux ans après l'opération, le n. 18 passe avec la plus grande facilité, et un numéro supérieur passerait certainement si le méat n'était assez étroit.

Ces quelques faits ne sont pas assez nombreux pour permettre une affirmation complète, mais ils autorisent à croire que si les malades suivaient les prescriptions qu'on leur indique, ils pourraient maintenir ordinairement la dilatation, quitte à se passer de temps en temps la bougie. Du reste, ce résultat en quelque sorte incomplet de l'uréthrotomie n'a rien qui doive nous surprendre, puisque les tissus altérés n'ont point été enlevés ; il n'est pas impossible que la liberté rendue à la miction favorise indirectement un travail d'atrophie du tissu fibreux, mais ce travail ne peut se faire que lentement, et il faut éviter que la rétraction ne vienne entraver de nouveau l'intégrité des fonctions urinaires.

La dilatation consécutive admise, il y a manière et manière de la pratiquer. A quelle époque doit-on la commencer ? Quelles bougies doit-on employer ? Jusqu'à quel degré doit-on la pousser ?

Il est évident que tant que la plaie uréthrale n'est pas cicatrisée complétement, tant que la cicatrice est encore assez faible pour être déchirée par les bougies, la dilatation ne peut se faire sans inconvénients. Cette indication a été saisie par les uns, négligée par les autres. Civiale indiquait comme règle dans les cas ordinaires l'introduction de la bougie du quatrième au sixième jour après l'enlèvement de la sonde à demeure, mais il remettait le cathétérisme à une époque plus reculée tant qu'il provoquait de la douleur. Reybard dit qu'on ne doit faire de dilatation qu'après la cicatrisation de la plaie, c'est-à-dire au bout de 17 à 20 jours ; M. Caudmont

assigne le terme de 20 jours en moyenne, et attend quelquefois
30 jours ; M. le professeur Gosselin donne la règle suivante : on
doit laisser la sonde à demeure pendant 36 heures, et ne passer de
bougies que 8 jours après l'avoir enlevée; c'est à peu près la pratique que suivait Bonnet (de Lyon) (1), qui attendait au dixième jour
à peu près que l'inflammation uréthrale eût cessé et qu'il se fût fait
un commencement de cicatrisation.

M. Tillaux dans sa thèse d'agrégation recommande de même
d'attendre que la période inflammatoire ait complétement disparu.
D'autre part nous voyons que M. Sédillot ne nous indique pas
d'époque; que M. Voilleminer donne le terme de 10, 12, 15 jours
sans nous en donner la raison; que M. Reliquet nous dit qu'il ne faut
reprendre la dilatation temporaire qu'au bout de 6 à 7 jours après
l'opération.

Ces prescriptions variables, et quelquefois non justifiées, pourraient laisser dans un grand embarras, et nous pensons qu'elles
s'expliquent en partie par le but différent que se proposaient les
auteurs. Les uns, en effet, voulaient dilater l'urèthre, étendre la
cicatrice et continuer à exercer sur les tissus l'action peu expliquée
mais bien évidente des sondes; les autres, et nous nous rangeons de
leur côté, se proposaient simplement de maintenir les effets de l'incision et de conserver au canal le calibre qu'il a acquis; c'est évidemment ce que M. Sédillot avait en vue dans son cathétérisme de
précaution. Les faits que nous avons cités plus haut démontrent
qu'on peut en passant de temps en temps une bougie dans l'urèthre
maintenir le calibre acquis. Si l'on se propose d'étendre la cicatrice
on sera porté évidemment à commencer la dilatation le plus tôt
possible, avant même qu'elle soit complétement formée, de façon
à lui permettre d'être aussi large que possible; mais cette pratique,
croyons-nous, manque le but; l'introduction prématurée des bougies fait souvent saigner la plaie, provoque de la douleur; voilà ce
que nous voyons. Que se passe-t-il alors dans l'urèthre? il est probable que la cicatrice est déchirée, tiraillée, contusionnée, exposée
à s'enflammer, et au lieu d'un tissu mince et peu rétractile on provoque la formation d'une cicatrice épaisse, dure et rétractile.

(1) Thèse de Icard, 1858, p. 32.

Il est donc important, pensons-nous, de ne reprendre la dilatation, ou du moins de s'opposer à la rétraction des tissus du rétrécissement au moyen des bougies, qu'à une époque où la cicatrice est complétement organisée et assez solide pour résister au traumatisme des bougies, il faut dans l'introduction de ces bougies s'y prendre de telle façon, que ce traumatisme soit autant que possible évité. Mais pour que ces données fussent acceptables il faudrait montrer que leur application est possible, dans la généralité des cas. Les trois autopsies que nous devons à MM. Gaujot et Morel et à M. Perrin nous semblent démontrer que la cicatrice résultant de la section ne se rétracte que lentement. Dans un cas au bout de six semaines, dans l'autre au bout de plus de deux ans, on l'a trouvée formée par une lame losangique d'un tissu mince, facilement extensible; le deuxième cas de M. Gaujot est moins probant parce que des soudes avaient été introduites dans l'urèthre après une incision de la prostate.

D'autre part, dans la collection d'observations de M. Guyon la dilatation consécutive a été commencée généralement du sixième au onzième jour dans les années 1867, 1868 et le commencement de 1869; mais l'expérience lui a bientôt montré que cette façon d'agir avait des inconvénients, qu'on faisait souvent saigner le canal, et qu'il était préférable d'attendre plus tard; il pense actuellement que règle générale il ne faut pas passer de bougies dans le canal incisé avant le quinzième ou le vingtième jour et qu'il n'y a pas d'inconvénient à attendre jusqu'à cette époque. En effet, dans le commencement de 1870 un malade opéré fut pris d'orchite, et la dilatation ne put être commencée que le vingt-huitième jour; le n° 18 passa très-facilement. Un autre sortit sur sa demande quelque temps après l'uréthrotomie, faite le 21 mai; le 21 juin on passait pour la première fois et facilement le n° 17.

C'est qu'en effet, là comme dans toute plaie la rétraction ne se fait qu'au bout d'un temps assez long. Il en serait toujours ainsi si l'on n'avait à s'occuper que de la cicatrice; mais il y a en outre à penser au tissu du rétrécissement lui-même, et quelques-uns présentent une tendance à la rétractilité plus marquée que d'autres; les rétrécissements traumatiques et élastiques se distinguent sous ce rapport; aussi ne peut-on poser de règle absolue et faut-il se guider sur la nature du rétrécissement. Mais dans tous les cas nous avons un signe qui peut nous guider et indiquer jusqu'à un certain point le moment où les bougies pourront être introduites sans danger, vu qu'il est probable que la cicatrice est formée ; ce signe c'est la cessation de la légère uréthrite qui accompagne le travail de cicatrisation ; cette uréthrite est caractérisée pas un léger écoulement muco-purulent, par une douleur ordinairement peu vive pendant la miction et par une sensibilité à la palpation des points incisés du canal ; quand l'écoulement est arrêté, que les douleurs ont tout à fait cessé, que la palpation ne provoque plus aucune douleur, on peut présumer que la cicatrisation est complète, et alors, en attendant encore quelque temps pour laisser à la cicatrice le temps de s'affermir, on est autorisé, croyons-nous, à introduire une bougie dans le canal.

Cette introduction doit néanmoins être faite comme toujours et plus que jamais avec beaucoup de précautions ; il est parfaitement inutile de prendre une grosse bougie, de lui faire franchir de force l'urèthre et de frapper l'esprit du malade par le calibre qu'a acquis son canal ; il est beaucoup plus sage et plus profitable de commencer par une bougie d'un numéro inférieur, qui passe facilement, sans provoquer de douleur, un n° 14 à 16, quand un n° 18 passerait sans grande peine, et qu'un n° 20 entrerait à la rigueur. On ne laissera cette bougie qu'une minute ou deux d'abord, puis, les jours suivants, on pourra passer successivement, si aucune douleur ne s'est produite, si aucune déchirure ne s'est faite, à un numéro plus fort ; et on s'assurera ainsi peu à peu, sans rien brusquer, et sans compromettre la guérison que le canal est suffisamment large.

On pourra alors abondonner le malade à lui-même, mais en lui recommandant de la façon la plus pressante de continuer ce traitement, sans lequel les bénéfices de l'opération pourraient être bientôt perdus. Afin que cette prescription soit plus facilement suivie, il est important que le cathétérisme se fasse sans peine et sans douleur ; aussi nous adoptons tout à fait pour notre part la façon d'agir de M. Guyon : au lieu de donner au malade la bougie 19 par exemple que son canal admet, il lui remet la bougie 17 ou 16 en lui recommandant de la passer pendant quelques minutes d'abord tous les jours, puis seulement toutes les semaines. C'est ainsi qu'on peut espérer que la prescription sera suivie parce qu'elle ne sera ni difficile ni douloureuse. C'est ainsi que les malades que nous avons cités ont maintenu leur guérison.

Il est inutile du reste de dilater à outrance, de calibrer le canal comme on a dit; il suffit d'arriver aux n° 18, 19, 20 qui suffisent amplement à assurer une miction facile, dans les cas ordinaires.

Il est probable qu'au bout d'un certain temps on pourrait sans danger n'introduire la bougie que tous les mois ou même à de plus longs intervalles; cette pratique est suivie à notre connaissance par plusieurs chirurgiens; nous ne pouvons en dire plus; c'est une question qui ne peut être résolue que par une longue expérience.

CHAPITRE II.

Maintenant que nous connaissons la manière dont l'uréthrotomie a été pratiquée dans les cas que nous avons observés, et que nous avons indiqué les précautions qu'on doit prendre, croyons-nous, pour réussir, nous allons examiner les suites de l'opération, les accidents qui peuvent venir les compliquer et les résultats obtenus. Nous n'avons point l'intention de nous livrer à la discussion de la genèse de certains de ces accidents, quoique le sujet soit intéressant et que nous ne le regardions point comme épuisé; mais l'étendue de ce travail ne nous le permet pas et nous ne sommes pas d'ailleurs en mesure de donner là-dessus beaucoup de renseignements nouveaux; nous signalerons en passant le résultat de quelques observations sur les accidents fébriles, qui nous a paru intéressant. Mais nous avons surtout pour but de passer en revue les accidents qu'on a pu attribuer à l'uréthrotomie et insister sur ceux que nous avons observés nous-même.

Ces accidents peuvent être partagés en deux groupes : les uns ne sont point particuliers à l'uréthrotomie mais peuvent survenir dans toute opération sanglante : la douleur, l'hémorrhagie, l'inflammation de la plaie, la fièvre ; les autres au contraire sont sous la dépendance de la région dans laquelle se pratique l'opération : l'infiltration d'urine, les abcès uréthraux, la néphrite, la cystite et les accidents fébriles ou phlegmasiques attribués à l'intoxication urineuse.

On peut voir dès l'abord que plusieurs de ces accidents ne méritent pas à proprement parler cette désignation ; que ce sont les conséquences ordinaires et forcées de toute opération par l'instrument tranchant; la douleur, l'hémorrhagie, la fièvre, l'uréthrite ne méritent ce nom que lorsque leur durée, ou leur intensité leur donnent une gravité assez grande pour modifier le pronostic.

Art. 1. — *La douleur.*

La douleur causée par l'uréthrotomie présente des caractères sur lesquels il est bon d'insister; il faut d'abord distinguer la douleur occasionnée par la section elle-même, et celle qui lui succède et qui a pour raison l'existence d'une plaie du canal.

La première varie d'intensité suivant les sujets, cela va sans dire, mais elle en a ordinairement beaucoup moins qu'on ne se le figure; à peine est-elle plus forte que celle qu'occasionne l'introduction du conducteur; les patients sont étonnés, après l'avoir beaucoup redoutée, de la trouver si supportable; certainement si elle était un peu vive, nous n'aurions pas vu bien souvent des malades de la salle, qui avaient vu opérer leurs voisins, demander eux-mêmes l'uréthrotomie comme une faveur. Nous avons interrogé quelques-uns d'entre eux qui avaient subi d'autres opérations pour leurs rétrécissements, la divulsion par exemple, et ils nous ont affirmé que l'uréthrotomie leur avait paru beaucoup moins douloureuse; nous n'attachons pas grande importance à ces réponses, qui pouvaient être dictées par le désir d'être agréables, mais elles nous paraissent assez bien concorder avec ce que l'on pouvait prévoir théoriquement. Une déchirure violente avec contusion doit être plus douloureuse qu'une simple coupure. Jamais nous n'avons vu M. Guyon administrer le chloroforme pour faire l'uréthrotomie, dans le but d'éviter la douleur; c'est là un avantage dont on doit certainement tenir compte, que de pouvoir se passer de cet agent précieux, mais toujours un peu dangereux.

Il arrive quelquefois que l'opéré ne peut retenir ses urines au moment où la lame a pénétré jusqu'au fond de son urèthre; quelques gouttes s'échappent le long du conducteur et occasionnent une cuisson assez vive, que les malades comparent à une brûlure; il se passe là un phénomène réflexe que nous ne sommes pas les maîtres d'empêcher, et dont les conséquences, comme nous l'avons déjà dit, n'ont jamais été graves. Il nous suffit de savoir pour le moment que cette douleur assez vive est cependant toujours tolérable. L'introduction de la sonde à demeure est ordinairement le temps le plus pénible de l'opération ; mais il suffit de prendre les précautions que nous avons indiquées plus haut : se servir d'une sonde très-souple au bout, d'un numéro convenable, c'est-à-dire inférieur au calibre réel du canal, de l'introduire avec douceur, sans rien forcer, d'en choisir une plus petite si l'on éprouve la moindre difficulté, pour atténuer considérablement la douleur produite. Cela fait, il survient une détente générale très-comparable à celle que procure l'incision d'un abcès ; l'urine s'écoule, la vessie se vide et le malade ne songe plus qu'à admirer le volume de son jet.

Ce n'est qu'un peu plus tard que reparaît une douleur dans le canal, dont l'intensité est variable et qui se rattache au travail qui se fait au niveau de la plaie. Nous nous en occuperons plus au long en parlant de l'uréthrite ; mais nous devons dire dès à présent que la présence de la sonde dans le canal y est certainement pour quelque chose puisque l'enlèvement de celle-ci la soulage toujours : on comprend facilement que les bords de la plaie se gonflant bientôt, les tissus sont douloureusement comprimés sur ce corps rigide ; nous avons vu un malade (n° 51) ne pouvoir la supporter ; il avait été uréthrotomisé, déjà à plusieurs reprises et chaque fois il avait retiré lui-même la sonde quelques heures après l'opération, malgré les recommandations qu'on lui avait faites ; faut-il pour cela renoncer à la sonde à demeure ? évidemment non, puisque chez un seul de nos 52 malades sa présence n'a pu être supportée et que ce même malade n'a pu la supporter à plusieurs reprises, c'est qu'il présentait une sensibilité particulière, et qu'on ne rencontre pas souvent ; en pareil cas, si l'on pouvait présumer qu'un sujet est particulièrement sensible on ferait bien de lui introduire une sonde très-petite et de ne la laisser à demeure que 24 heures au plus.

Art. 2. — Hémorrhagie.

Reybard, le premier, divisa les hémorrhagies qu'on observe à la suite de l'uréthrotomie en primitive et consécutive ; cette division convenait à ses grandes incisions, mais depuis l'application de l'instrument de M. Maisonneuve, on n'a plus guère à s'occuper de la seconde catégorie, car il n'y a plus d'hémorrhagies consécutives graves ; on n'a pas à se préoccuper beaucoup de la première catégorie, en ce sens qu'à part quelques exceptions dues à des prédispositions individuelles, l'hémorrhagie ne peut plus compter comme un accident, et n'entraîne plus de conséquences sérieuses pour l'opéré. Quand M. Maisonneuve se servait de sa lame non émoussée il observait ordinairement des hémorrhagies assez abondantes ; c'est même cet accident qui lui donna l'idée d'en émousser le sommet, il n'eut plus alors qu'un écoulement sanguin insignifiant.

Dans les observations de M. Guyon nous avons trouvé que sur 52 opérations l'hémorrhagie immédiate s'est bornée dans 48 cas à quelques gouttes, ou une petite cuillerée au plus. Dans un cas l'hémorrhagie immédiate est assez abondante, mais ne persiste pas (n° 12) ; dans trois cas l'hémorrhagie sans prendre des proportions inquiétantes, se prolonge plus, les urines s'écoulent mélangées de sang, une fois pendant 12 heures (obs. V), et des applications de glace suffisent à faire cesser l'écoulement sanguin ; dans les deux autres (obs. VI et n° 1), l'écoulement, du reste peu abondant, persiste pendant deux jours. A quoi attribuer l'hémorrhagie dans ces cas ? aucune circonstance de l'opération ne nous en a donné la solution, et nous ne pouvons que supposer une prédisposition particulière. L'un de nos malades, en effet (obs. VI), uréthrotomisé quelque temps plus tard à l'endoscope, a eu cette fois encore une hémorrhagie assez abondante ; d'ailleurs nous n'avons qu'un médiocre intérêt à insister sur ce petit accident, puisque jamais il n'a eu la moindre gravité.

Les hémorrhagies consécutives ne se sont présentées que dans un nombre de cas très-restreints ; ordinairement au bout de 24 ou 36 heures on retire la sonde à demeure : on la trouve recouverte dans le point qui se trouvait en contact avec la plaie uréthrale, par une petite couche de sang demi-coagulé, mélangé de mucosités jaunâtres ; le malade à la première miction ressent une légère douleur au niveau de sa plaie, mais cette douleur n'a plus l'acuité qu'elle avait lorsque l'urine venait toucher la plaie fraîche. Quelquefois il arrive que cette première miction provoque non-seulement de la douleur, mais encore une petite hémorrhagie qu'on peut appeler consécutive. Nous en avons trois exemples (obs. VII, VIII et IX), et dans ces trois exemples la sonde n'avait été laissée à demeure que pendant 24 heures; dans ces trois cas l'hémorrhagie a été très-peu abondante; ces trois malades ont guéri sans accidents sérieux; l'un d'eux (obs. VII) n'a pas eu la moindre fièvre, le deuxième (obs. IX) n'a eu qu'un petit frisson le troisième jour, et un peu de cystite; le troisième un petit frisson (obs. VIII). Dans plusieurs autres cas d'ailleurs, la sonde n'a été laissée que 24 heures, et malgré cela il n'y a pas eu d'hémorrhagie à la première miction.

Néanmoins ce petit accident nous engagerait à laisser séjourner la sonde au moins pendant 36 heures, à moins d'une contre-indication; on éviterait ainsi de voir se produire cette hémorrhagie consécutive qui n'a absolument rien d'inquiétant en elle-même, mais qui nous indique que la plaie n'est pas encore suffisamment organisée, et par conséquent pas assez complétement protégée contre l'action nuisible de l'urine; dans tous les cas où la sonde a été laissée à demeure pendant 36 ou 48 heures, aucune hémorrhagie consécutive ne s'est produite.

Il est encore une circonstance qui peut provoquer une hémorrhagie consécutive, mais celle-ci mérite à peine ce nom; il ne s'écoule jamais plus d'une goutte ou deux de sang; c'est la dilatation consécutive; en lui-même l'écoulement n'a pas non plus le moindre danger; nous n'en parlerions pas si nous ne tenions à étudier les moindres détails de l'uréthrotomie, et d'ailleurs nous pensons que là encore nous pourrons trouver un guide pour choisir le moment opportun pour commencer la dilatation consécutive. Si en effet la bougie fait saigner, et elle provoque alors e même temps de la douleur, nous ne pouvons l'expliquer que par une des deux raisons suivantes souvent combinées ensemble; ou bien la bougie introduite est trop volumineuse; ou bien la cicatrice n'est pas suffisamment affermie, et il est trop tôt. Du reste aucun chiffre ne peut être donné d'une façon absolue sous ce rapport; en examinant nos observations, nous avons vu que, tandis que chez plusieurs malades la bougie 19 introduite le sixième jour n'a pas fait écouler une goutte de sang; chez un autre la même bougie, introduite pour la première fois le 23e jour, avait fait saigner le canal (obs. VI). Nous donnons là les cas extrêmes, mais il est impossible de classer les intermédiaires d'une façon satisfaisante et cela se comprend facilement. Nous renvoyons du reste sur ce sujet au chapitre précédent où nous avons étudié la dilatation consécutive.

En résumé, l'hémorrhagie, pas plus que la douleur, n'a mérité dans nos cas le nom d'accident; et il nous est permis de n'en pas tenir compte dans l'examen de la gravité comparative de l'opération.

Art. 3. — Uréthrite.

L'uréthrite est encore un phénomène nécessaire et inévitable à la suite de l'uréthrotomie; la comparaison qu'on a voulu établir entre la plaie qui en résulte et les plaies sous-cutanées, ne nous paraît pas juste; il ne nous paraît pas non plus exact de croire que cette plaie se cicatrise par première intention; les choses se passeraient-elles de cette dernière façon, si l'on n'introduisait pas de sonde à demeure; nous ne le pensons pas; et n'avons qu'à renvoyer aux autopsies de MM. Perrin et Gaujot; les lèvres de la plaie étaient restées écartées, il faut bien que quelque chose soit venu en combler l'intervalle, et on y trouve en effet une cicatrice assez large; pour que cette cicatrice ait pu se produire, il a fallu un travail quelconque, une inflammation si légère qu'on voudra. D'ailleurs nous croyons avoir montré que la sonde à demeure remplit un but, qu'il ne serait pas prudent de négliger cette précaution; au prix de quel inconvénient? peut-être d'un peu plus d'intensité de l'uréthrite; si nous montrons qu'avec les précautions que nous avons indiquées, cette intensité est si peu de chose dans la grande généralité des cas, qu'il n'y a qu'un médiocre intérêt à l'éviter, le pût-on, nous pensons que la balance des inconvénients et des avantages restera encore en faveur de la sonde à demeure.

Voici les faits : sur nos 52 cas, l'uréthrite a été très-légère dans 44 cas; elle s'est bornée alors à une légère douleur provoquée par la miction, pendant six à huit jours en moyenne, à une douleur toujours légère à la palpation de l'urèthre au niveau des points incisés, et à un écoulement muco-purulent d'abord, puis muqueux, cessant spontanément au bout d'un temps variable. C'est bien peu de chose comme on voit, et encore si l'on compare l'état de l'urèthre lui-même avant et après l'incision, on trouvera qu'à part la douleur à la pression, le résultat est en faveur de l'urèthre incisé.

Un grand nombre de malades arrivent avec des douleurs de miction souvent intolérables, dues aux efforts violents qu'ils sont obligés de faire pour pisser, et à l'état morbide de leur urèthre derrière leurs rétrécissements; souvent dans l'intervalle des mictions ces portions enflammées suppurent dans bien des cas plus abondamment que ne suppurera plus tard leur plaie uréthrale; l'urèthre redevenu libre, l'uréthrite chronique spontanée, et l'uréthrite aiguë traumatique guérissent du même coup.

Telle est la règle : au bout d'un temps variable mais qui ne dépasse pas une dizaine ou une quinzaine de jours, tous les phénomènes imputables à l'uréthrite de cicatrisation ont cessé; la douleur spontanée pendant la miction la première; la douleur à la palpation ensuite et l'écoulement muco-purulent le dernier; on peut penser alors que la cicatrice est faite; mais elle est mince, peu solide et doit être ménagée pendant quelque temps encore. Cependant cette règle n'est pas sans exception; mais nous n'en avons observé qu'un bien petit nombre, puisque sur le total de nos 52 observations nous n'en trouvons que 5. Nous allons les analyser, car ces cas par cela même qu'ils sont exceptionnels sont instructifs pour nous.

Le premier cas est celui d'un malade inscrit dans notre tableau au n° 10; M. Guyon n'avait pas alors toute l'expérience qu'il a acquise depuis, une première uréthrotomie est pratiquée en 1867, et on ne peut introduire de sonde à demeure; une deuxième opération est pratiquée en janvier 1868, « la sonde n° 18 ne peut pénétrer, le lendemain le n° 17 pénètre, et l'introduction des bougies est continuée jusqu'au commencement de février; à cette époque le malade se plaint de douleurs dans la région inguinale. La dilatation est suspendue, le 12 février engorgement des ganglions de l'aine, vésicatoires.

« La dilatation est reprise le 21, avec le n° 16. Pas de nouveaux accidents, le malade sort le 1er mars, sur sa demande. »

Nous pensons que cet engorgement des ganglions de l'aine doit être attribué à une uréthrite plus vive que de coutume, quoique l'observation manque de détails suffisants pour que nous puissions l'affirmer. Cette uréthrite est due, selon nous, à l'introduction prématurée de bougies dans le canal. Il y a longtemps que M. Guyon a renoncé à cette manière de procéder, et le cas que nous rappor-

Reverdin.   4

tons lui donne pleinement raison. Qu'est devenu depuis ce malade? nous n'en avons pas eu de nouvelles, mais nous ne serions point étonné d'apprendre que la récidive a eu lieu et promptement; il est évident que si l'on veut obtenir une cicatrice large et souple, il faut à tout prix s'abstenir de ces manœuvres, qui ont pour but de l'élargir de force, et qui ont pour résultat d'enflammer la plaie, de la faire longtemps suppurer, et de lui voir succéder une cicatrice épaisse et très-rétractile.

Un malade opéré en 1870, et qui ne figure pas dans notre tableau, a présenté, d'après les notes, que M. Guyon a bien voulu nous confier, une uréthrite assez intense au début, mais qui n'a pas paru se prolonger outre mesure; ce malade était entré dans un état déplorable, avec de la cystise par rétention, et une néphrite avec urines albumineuses; devant un pareil ensemble de lésions, on ne put songer à la dilatation graduelle; l'uréthrotomie fut pratiquée d'urgence et le résultat fut heureux, mais quoique la sonde n'ait été laissée à demeure que trente-six heures, elle occasionna des douleurs vives dans l'urèthre et de l'œdème du prépuce; un mois après survint pendant la dilatation consécutive, une épididymite peu intense.

Le malade sortit en bon état.

Tous les autres malades ont été observés par nous-même, et nous avons recueilli sur leur compte quelques détails qui nous paraissent utiles à connaître :

Le sujet de l'observation VI a déjà été signalé plus haut comme nous ayant présenté une hémorrhagie assez abondante. L'uréthrotomie était indiquée chez lui par une incontinence par regorgement; et l'état irritable de l'urèthre qui ne souffrait point la dilatation; les bougies causaient des douleurs vives, et le canal se resserrait plutôt que de se dilater. L'uréthrotomie est pratiquée, le malade accuse une vive douleur; l'hémorrhagie assez abondante persistant le lendemain, la sonde est laissée à demeure pendant quarante-huit heures, dans le double but d'empêcher par compression l'écoulement sanguin et de s'opposer par sa présence à l'absorption d'urine par la plaie évidemment encore dans les conditions d'une plaie fraîche. Cette précaution combinée avec des applications de glace arrête l'hémorrhagie, mais elle est l'occasion d'une inflammation assez intense à laquelle la muqueuse uréthrale était déjà prédisposée. Le 23e jour, la dilatation est commencée; elle est difficile et l'écoulement persiste; le malade sort et rentre bientôt avec une uréthrite si aiguë, que malgré ses dénégations nous pensons qu'il a contracté une blennorrhagie. La récidive a été rapide chez lui, car il est rentré quelque temps après dans le service de M. Desormeaux, où il subit deux uréthrotomies endoscopiques, l'une suivie d'une hémorrhagie abondante.

Chez le nommé Pin.... (obs. X) nous observons une combinaison de circonstances à peu près semblables : rétrécissement irritable et dilatation difficile à cause de la douleur et de l'inflammation causée par les bougies; l'uréthrotomie est pratiquée; la sonde à demeure est laissée par mégarde au delà de trente-six heures; au bout de quarante-trois heures, le malade ne pouvant la supporter, la retire lui-même; l'urèthre est très-douloureux, le prépuce œdématié, et un écoulement persiste pendant vingt-trois jours.

Les deux autres malades étaient à peu près dans les mêmes conditions, mais la sonde dans ces deux cas ne fut laissée que trente-six heures.

Le malade de l'observation IX fut uréthrotomisé en raison de l'irritabilité de son rétrécissement qui ne se laissait pas dilater au delà du n° 11 ; les bougies donnaient lieu à de l'écoulement; l'opération fut suivie d'une légère cystite et d'une uréthrite caractérisée par les douleurs que nous avons indiquées et un écoulement qui nécessita un traitement consécutif. Quant à celui de l'observation XI, c'était un sujet présentant de mauvaises conditions antérieures, syphilitique et névropathique au plus haut point, urèthre irritable, ne se laissant pas dilater; les bougies occasionnent de l'écoulement et le canal se rétrécit aussitôt. Il se plaint, à la suite de l'opération, de douleurs dans l'urèthre, et dans d'autres points; mais il y a plus que de la douleur, il y a un écoulement qui est combattu par les injections que nous indiquerons et qui persiste jusqu'à la sortie du malade.

On peut conclure de l'ensemble de nos faits et des détails que nous venons de donner : qu'après l'uréthrotomie pratiquée d'après les règles que nous avons indiquées, il existe constamment une uréthrite qui accompagne le travail d'organisation de la plaie, et que par conséquent, on ne peut admettre une sorte de cicatrisation par première intention ; que cette uréthrite généralement légère peut, dans quelques circonstances exceptionnelles, acquérir une acuité plus grande, ou présenter une durée et une persistance qui lui donnent de l'importance au point de vue du pronostic et la font rentrer dans la catégorie des accidents de l'uréthrotomie. Cet accident s'observe surtout chez des malades dont l'urèthre est particulièrement sensible au contact des instruments, qui s'enflamme facilement et n'admet pas la dilatation graduelle ; il peut être provoqué accidentellement par le séjour trop prolongé de la sonde à demeure et les symptômes sont les mêmes que ceux de l'uréthrite normale, seulement ils présentent une acuité plus grande ; la douleur provoquée par le séjour de la sonde est quelquefois si intolérable que est malades enlèvent celle-ci malgré les recommandations ; on observe parfois un œdème du prépuce assez difficile à expliquer.

La conséquence naturelle de ces faits en ressort d'elle-même ; chez les sujets qui présenteront les conditions que nous venons d'indiquer, et le plus souvent l'uréthrotomie n'étant pratiquée qu'après des tentatives de dilatation restées infructueuses, nous savons alors quelles sont les propriétés particulières du rétrécissement; on devra prendre toutes les précautions nécessaires pour éviter de mettre en jeu cette irritabilité, c'est-à-dire introduire une sonde d'un médiocre volume, qui suffise à empêcher le contact de l'urine sur la plaie, mais qui ne distende nullement celle-ci, et ne la laisser séjourner que le temps nécessaire à l'organisation de la surface saignante ; trente-six heures suffisent ordinairement, et si avant que ces trente-six heures soient écoulées, des douleurs vives se manifestent, si la sensibilité du canal à la pression au lieu de diminuer augmente, il vaudrait mieux retirer la sonde un peu plus tôt, que de s'exposer à provoquer une inflammation qui ferait perdre rapidement tous les bénéfices de l'opération.

M. Guyon a l'habitude de faire appliquer des cataplasmes sur le ventre et au périnée, après l'uréthrotomie ; les résultats que nous venons d'indiquer nous engageraient à user de cette petite précaution ; des compresses d'eau fraîche renouvelée rempliraient peut-être le même but, c'est-à-dire, de s'opposer à une inflammation trop vive de l'urèthre ; mais en définitive, les cataplasmes ont l'avantage de ne pas exposer ces malades si disposés aux frissons, à une cause de refroidissement et ne présentent aucun inconvénient; nous avons dit que nous n'avons observé qu'un nombre très-limité d'hémorrhagies, et dans ces cas on remplace avec avantage les cataplasmes par les applications froides. Lorsque malgré toutes ces précautions le malade est pris d'uréthrite aiguë, le repos, les bains, les applications émollientes trouvent encore leur emploi, et nous n'avons jamais vu l'inflammation persister, et des abcès uréthraux se former.

Ce que nous avons observé dans quelques cas, c'est la persistance de l'écoulement uréthral; il faut savoir pourtant que bien des malades se figurent avoir un écoulement, quand ils n'en ont point en réalité, et dans ces cas c'est toujours immédiatement après l'introduction de la bougie qu'ils voient s'écouler au méat cette goutte qui les inquiète; c'est tout simplement l'huile qui avait servi à graisser la sonde qui revient avec un aspect trouble, qui la fait prendre pour une goutte de muco-pus : nous avons observé ce fait bien des fois. Quand il y a véritablement une uréthrite passée à l'état chronique, ce n'est pas seulement après le passage de la bougie, mais c'est encore dans tout autre moment qu'il s'écoule de l'urèthre une goutte d'un mucus épais, gommeux, plus ou moins trouble; on observe en même temps des douleurs pendant la miction, soit dans le canal, soit au périnée ou à l'anus, et quelquefois des douleurs spontanées en dehors de la miction. Cette blennorrhée doit être attribuée soit à la plaie de l'uréthrotomie incomplétement cicatrisée, et cela se voit ordinairement dans les cas où l'uréthrite a présenté une acuité particulière; soit à une persistance des altérations de la muqueuse uréthrale derrière le rétrécissement. Ces altérations se séparent ordinairement dès qu'on a rendu à l'urèthre un calibre suffisant pour que la miction se fasse bien, mais il est probable que quand elles sont plus profondes que de coutume, elles persistent plus longtemps et contribuent pour leur part à fournir l'écoulement dont nous nous occupons. Si ces deux causes sont admisibles l'une et l'autre, il n'est pas possible de faire leur part respective sur le vivant; du reste peu importe; pour arriver à guérir ces uréthrites chroniques, il faut s'adresser aux parties malades, et le moyen de s'assurer du siége des altérations consiste à interroger leur sensibilité. Avec des explorateurs perforés, on peut du même coup faire le diagnostic du siége des lésions, et porter à leur niveau les topiques qu'on jugera convenable.

La boule de l'explorateur chemine dans l'urèthre sans causer de douleur, mais arrivée au point de la muqueuse qui fournit l'écoulement, la sensibilité des parties est aussitôt éveillée; on n'a alors qu'à pousser à travers l'instrument quelques gouttes d'une solution très-faible de nitrate d'argent, ou de sulfate de zinc, et l'on est sûr que le liquide arrivera juste sur les parties malades.

Nous avons vu M. Guyon mettre ces petits procédés en usage dans bien des cas, et souvent avec succès; ces cautérisations localisées au point malade ont été employées chez plusieurs des malades dont nous avons résumé tout à l'heure les observations.

Art. 4. — *Accidents fébriles, néphrite, cystite.*

On peut établir dans ce groupe une sorte de transition entre les phénomènes physiologiques nécessaires toutes les fois qu'une plaie existe, et de véritables accidents. C'est la fièvre qui nous fournit cette transition.

Les idées émises au sujet des accidents fébriles consécutifs à l'uréthrotomie, sont extrèmement variées; les uns paraissent s'en être fort peu préoccupés, quelques auteurs au contraire y ont vu un écueil insurmontable, d'autres enfin les ont étudiés sous un point de vue ou sous un autre, et sont arrivés à des conclusions qui nous paraissent en général un peu trop absolues. L'étude critique des différentes théories proposées nous entraînerait trop loin, et nous nous bornons à renvoyer aux articles de M. Velpeau (1). de M. Sédillot (2), au travail de M. Bron (3), aux thèses de MM. Perdrigeon (4), Mauvais (5), Saint-Germain (6), Marx (7), et à celle de M. Reliquet qui nous paraît rendre compte des idées admises par

(1) Velpeau. Dictionn. de méd., art. *Articulations.*
(2) Sédillot. *Gazette des Hôpitaux*, 1851.
(3) Bron. Remarques sur le caractère, la cause, la nature et le traitement de la fièvre qui survient après les opérations pratiquées dans le canal de l'urèthre. Lyon, 1858.
(4) Perdrigeon. Thèse de Paris, 1853.
(5) Mauvais. Thèse de Paris, 1860.
(6) Saint-Germain, loc. cit.
(7) Marx. Thèse de Paris, 1861.

— 47 —

M. le professeur Gosselin et par M. Maisonneuve, aux ouvrages de
Civiale et de Philips, etc.

Nous nous bornerons à indiquer le résultat de nos observations,
et nous proposerons une division des accidents fébriles qui nous
paraît justifiée par ce que nous avons vu.

L'opération étant pratiquée selon les règles que nous avons indiquées, et une sonde étant mise à demeure pendant vingt-quatre à
trente-six heures, les malades étant soumis à l'usage du sulfate de
quinine, on peut classer tous nos cas dans deux catégories distinctes.
Dans la première les opérés n'ont pas de fièvre du tout, ou n'ont
qu'un mouvement fébrile très-léger, caractérisé par quelques symptômes peu accentués, et une légère élévation du thermomètre.

Dans la seconde ils sont pris soit de frissons violents et d'accès
fébriles marqués, soit de douleurs du côté de l'un des organes urinaires, avec fièvre.

A. Un assez grand nombre de nos opérés n'ont pas présenté le
moindre accident fébrile ; ils ne se sont plaints d'aucun malaise, et
le thermomètre est venu démontrer que la température ne subissait
aucune élévation (1) ; ce résultat est remarquable, et s'il en était
toujours ainsi l'uréthrotomie se classerait parmi les opérations les
plus bénignes de la chirurgie. Mais nous devons dire pourtant que
ces cas ne sont pas les plus fréquents. Presque tous les opérés ont
eu, le jour même de l'opération, un mouvement fébrile caractérisé
par une lassitude générale, l'accélération du pouls, l'élévation de
la température ; la langue présentait un enduit blanchâtre, l'inappétence était plus ou moins marquée ; quelques-uns avaient quelques
nausées ou un peu de céphalalgie ; ce résultat n'a rien de particulier à l'uréthrotomie ; toute plaie, tout traumatisme est capable de
provoquer cet ensemble de phénomènes ; on peut faire rentrer avec
juste raison les cas restés à cet état de simplicité dans le cadre de la
fièvre traumatique primitive (2).

Nous trouvons dans les observations de 1867 et 1868, sur 24 opérations, 8 cas dans lesquels on n'a noté aucune espèce de fièvre ;
mais ces observations manquent de quelques détails, et nous n'avons
pas de renseignements sur la température, de sorte qu'ils pourraient

(1) Voir le tracé thermométrique, n° 1.
    Voir le tracé n° 2.

bien rentrer dans les cas que nous étudions en ce moment. Nous avons pris des observations détaillées dans 21 cas, et, dans 17, nous avons noté jour par jour le pouls et la température. C'est sur ces dernières que nous nous basons. Or voici le résultat que nous donne l'analyse de ces 17 observations. Dans 7 cas les suites sont aussi simples que possible : les malades n'éprouvent ni frisson, ni fièvre, ni douleurs en aucun autre point que dans le canal (obs. XII, XIII, XIV, VII, X, XV, XVI), ils ont seulement de l'inappétence, la langue est blanchâtre, un peu de fatigue ; néanmoins on note, dans presque tous les cas, une très-légère élévation de la température le jour de l'opération ; elle augmente le lendemain jusqu'au soir, et la température revient à la normale, qu'elle a dépassée de 1° à peu près. Puis, au bout de 4 ou 5 jours, quand les malades commencent à se lever, on note une nouvelle élévation dont aucune douleur ne vient donner la raison. Et pourtant, parmi ces malades, il y en a plusieurs qui ont pissé sur le conducteur pendant la section ; mais, d'autre part, il faut dire que tous étaient dans de bonnes conditions, et que leurs rétrécissements étaient aussi simples que possible. Nous attribuons, en conséquence, cette fièvre légère, et non précédée de frisson, au traumatisme pur et simple.

Nous pouvons ajouter à ces 7 cas bien constatés, la température ayant été prise régulièrement, les 8 autres de notre tableau de 1869, dans lesquels nous avons constaté l'absence de phénomènes fébriles ; ce qui fait, sur un total de 28 opérations pratiquées dans le courant de l'année, 15 cas tout à fait simples.

B. Les autres peuvent être divisés en deux catégories. Tantôt on observe un frisson suivi bientôt du retour à la santé, sans qu'on ait pu constater des signes de phlegmasie du côté de la vessie et des reins ; tantôt, après un frisson, ou après un simple malaise sans frisson, on constate de la douleur rénale ou des signes de cystite. Dans ces deux catégories de faits, la marche de la température n'est pas la même, et ce phénomène nous paraît si constant, au moins d'après les cas malheureusement encore trop peu nombreux que nous avons recueillis, qu'il pourrait servir à lui seul à diagnostiquer l'existence ou l'absence de lésions inflammatoires localisées.

1° Quand il s'agit d'un frisson simple (1) sans cystite ni néphrite, on

(1) Voir les tracés nᵒˢ 3 et 4.

observe une brusque élévation de température, suivie d'un abaisse·
ment tout aussi brusque ; au frisson avec claquement de dents, souvent très-violent, pouvant durer d'un quart d'heure à 2 heures et
plus et s'accompagner de délire, succède une période de chaleur
suivie des sueurs abondantes, et tout est fini. Les malades restent
quelque temps fatigués, mais bientôt ils rentrent dans leur état normal. Nous n'avons vu qu'exceptionnellement ces frissons se répéter
à plusieurs reprises ; le sujet de l'observation XVII en est un exemple ; il a eu 3 frissons : 1 le premier jour, 1 le troisième, et 1 le
douzième. Nous n'avons jamais observé ces sortes d'accès pernicieux,
cités dans tous les travaux sur la fièvre uréthrale.

Le frisson est-il, dans ces cas, en rapport avec l'absorption d'une
substance septique, de l'urine plus ou moins altérée ? C'est ce qui
paraît le plus probable, faute d'une meilleure explication. Nous
avons vu, en effet, ces frissons se déclarer quatre fois le jour même
de l'opération (obs. V, XVIII et XIX et n° 51), trois fois le troisième
jour et une fois au commencement du quatrième (obs. IV, VIII, XI
et XVII).

Il paraît satisfaisant de supposer que dans les premiers cas il y a
eu absorption d'urine par la plaie au moment même de l'opération,
et, dans le second cas, le frisson se produisant dans la journée
qui suit l'enlèvement de la sonde à demeure, on peut supposer que
la plaie était encore dans des conditions favorables à l'absorption.
Une circonstance qui vient plaider en faveur de cette hypothèse,
c'est que c'est souvent après une miction un peu douloureuse qu'éclate
le frisson du troisième jour.

Le sulfate de quinine, toujours prescrit aux malades pendant les
jours qui précèdent et qui suivent l'opération, a-t-il été pour quelque
chose dans la bénignité de ces accès ? C'est ce que nous ne sommes
pas en mesure de prouver, puisque nous n'avons pas vu la contre-
épreuve. L'analogie établie entre les accès de la fièvre uréthrale et
les fièvres paludéennes, analogie très-justifiée par les symptômes et
la marche des accidents, serait en faveur de cette idée ; cette pratique est d'ailleurs admise par un assez grand nombre de chirurgiens,
et ou ne peut à la vérité rien lui objecter, si ce n'est le petit nombre
dont elle est ordinairement l'occasion. Avec le sulfate de quinine,
nous avons vu prescrire l'infusion de thé au rhum, médication di-

rigée contre la septicité supposée de matériaux résorbés et qui a l'avantage de favoriser la transpiration; quand les sueurs sont arrivées, il ne reste qu'à préserver les malades contre toutes les causes de refroidissement.

2° Ceci examiné, restent un certain nombre de cas dans lesquels, avec ou sans frisson, il se déclare quelque inflammation viscérale. C'est du côté des reins ou de la vessie qu'on est tout porté à chercher les causes de la fièvre ; et c'est en effet, avec les testicules, les seuls organes que nous ayons vus s'enflammer à la suite de l'uréthrotomie.

Nous avons dit que quelquefois ces phlegmasies sont annoncées par un frisson dont les caractères ne sont point différents de ceux de la fièvre d'accès; et, comme la douleur ne tarde pas à se montrer, on peut être mis sur la voie par la marche du thermomètre (1). On ne voit point, en effet, après la montée, la température s'abaisser brusquement, comme dans les cas précédents, mais elle se maintient élevée pendant un temps variable, jusqu'à ce qu'une médication dirigée contre l'organe malade ait mis fin aux accidents. D'ailleurs, quelquefois, comme nous l'avons dit, le frisson manque, on observe un simple malaise, de la lassitude, de l'accélération du pouls, et l'élévation persistante de la température vient nous montrer que nous sommes en présence d'une phlegmasie qu'il faut combattre. L'interrogatoire du malade apprend alors s'il éprouve des envies plus fréquentes d'uriner, des douleurs dans le ventre, surtout au moment des mictions. On examine les urines, et l'on conclut à l'existence ou à l'absence de la cystite. Éprouve-t-il des douleurs dans l'un ou l'autre flanc ; la pression dans les régions rénales, soit en avant, soit en arrière, réveille-t-elle cette douleur : il y a ou il n'y a pas de la congestion rénale ou de la néphrite. Enfin, les épididymes sont-ils tuméfiés et douloureux ?

Nous avons observé dans 3 cas de la cystite (obs. IX, XII et XX), de la néphrite dans 1 cas (obs. I), et dans un cas (obs. XVIII), une orchite. En tout, 5 cas d'accidents phlegmasiques du côté des organes urinaires, ce qui est certainement bien peu, en comparaison de la fréquence de ces accidents à la suite de la dilatation.

Nous n'avons rien de particulier à indiquer sur les médications

(1) Voir les tracés n°s 5 et 6.

employées dans ces cas. Les cataplasmes émollients, les tisanes de graine de lin, dans la cystite ; les ventouses sèches ou scarifiées sur les reins dans la néphrite ; le suspensoir, les onctions mercurielles et les cataplasmes, dans l'orchite, ont suffi, dans tous les cas, à conjurer ces accidents.

En résumé, nous divisons les phénomènes fébriles qui suivent l'opération de l'uréthrotomie en trois catégories. Dans la première, la fièvre est nulle ou n'est appréciable qu'au thermomètre et à quelques symptòmes peu marqués qui sont la conséquence obligée de tout traumatisme. Nous faisons rentrer ces cas dans le cadre de la fièvre traumatique simple ; ce n'est pas un accident, c'est un phéno-mène normal et inévitable.

Dans la deuxième, nous rangeons les accès de fièvre marqués par un frisson, suivi de chaleur et de sueurs, une élévation brusque de la température, suivie aussi d'une défervescence rapide, sans lé-sions inflammatoires localisées ; le frisson se montre ordinairement le premier ou le troisième jour, et peut se répéter plusieurs fois dans des cas exceptionnels. Nous sommes disposé à y voir des cas d'into-xication urineuse. Le sulfate de quinine nous paraît être le médica-ment le mieux indiqué, et nous sommes tenté d'attribuer à son emploi la bénignité des accidents dans les cas de M. Guyon. Nous n'avons jamais observé d'accès pernicieux.

Dans la troisième, nous groupons les phénomènes inflamma-toires variés dans leur localisation, mais atteignant l'un des organes génito-urinaires ; rein, vessie, épididyme, se manifestant par des signes particuliers du côté de chacun de ces organes et par un mou-vement fébrile précédé ou non de frisson ; la température, dans ces cas, s'élève, et l'élévation persiste quelque temps, la défervescence est graduelle.

Enfin, jamais, dans la collection d'observations que nous avons eue à notre disposition, ces diverses formes d'accidents n'ont été graves, et nous n'avons pu observer un seul cas de mort. Ce résultat nous porte à croire que le mode opératoire adopté, avec toutes les précau-tions que nous avons indiquées, présente toutes les garanties pos-sibles dans l'état actuel de nos connaissances.

Art. 5. — *Infiltration d'urine, infection purulente, abcès multiples, pneumonie, etc.*

La plupart des auteurs qui ont traité ce sujet avant nous ont cité des cas d'infection purulente, de phlegmasie d'organes plus ou moins éloignés, et d'infiltration d'urine.

Disons dès l'abord que nous n'avons pas eu à déplorer un seul de ces accidents.

L'*infiltration d'urine* a été observée plusieurs fois chez des malades opérés à la façon de Reybard, et cela n'a rien d'étonnant. A *priori*, il semble même qu'on aurait dû en voir beaucoup plus qu'on n'en a cité. L'urèthre étant complétement divisé à sa face inférieure, aucune sonde ne protégeant cette plaie qu'on allait au contraire rouvrir avec les bougies, l'urine devait naturellement gagner le tissu cellulaire voisin ; mais une condition s'opposait à ce résultat, c'est que l'urèthre était libre et que l'urine ne rencontrait pas d'obstacle sur son chemin, à moins qu'un caillot n'en vînt faire l'office.

D'autres observateurs ont également noté des cas d'infiltration urineuse, et ces cas malheureux s'expliquent probablement par deux causes combinées : absence de liberté complète rendue au canal et absence de sonde placée à demeure.

Nous sommes convaincu que si l'uréthrotomie est bien faite, si la section est suffisante, si elle porte sur tous les points rétrécis, si la sonde à demeure d'un calibre suffisant a pu être introduite, on n'observera pas d'infiltration d'urine. Au surplus, nous donnons à l'appui la liste de nos observations ; dans aucun cas, on n'a observé la plus petite trace d'infiltration. Il en est de même dans les 11 opérations pratiquées depuis le 1ᵉʳ janvier 1870.

Quant à l'*infection purulente et aux abcès multiples, aux pneumonies, aux pleurésies, aux arthrites suppurées* (Velpeau), qui s'en rapprochent plus ou moins, bien que leur genèse ne soit pas encore complétement élucidée, nous ne pouvons affirmer que jamais ils ne pourront se produire, l'opération fût-elle pratiquée de la façon la plus satisfaisante possible. Il y a des moments où, sous l'empire d'un constitution médicale particulière, l'infection purulente éclate par contagion, ou sous l'influence du génie épidémique, avec une facilité

telle que le chirurgien se trouve désarmé; les plaies les plus insigni-
fiantes peuvent en devenir l'occasion. Nous avons vu, l'année dernière, un malade atteint de mal perforant, qui succomba à l'infection
purulente avant d'avoir subi la moindre opération; on avait simplement exploré son orteil avec un stylet (1). Cependant, quoique, au
commencement de l'année 1869, nous ayons eu successivement un
assez grand nombre de cas d'infection purulente, aucun des uréthrotomisés n'a été atteint; il est vrai qu'étant placés dans une salle spéciale, ils ne se trouvaient point en contact avec les autres malades.
Dans les années 1867 et 1868 et dans les six mois écoulés de 1870,
M. Guyon n'en a pas observé non plus. Ce résultat nous paraît en-
courageant; mais si une fois ou l'autre un opéré était pris d'infection
purulente, nous ne verrions point là un motif d'abandonner l'opération. Nous montrerons plus loin qu'il est des cas où il est nécessaire et indiqué de donner rapidement une liberté complète à la
miction, et ce résultat ne peut être obtenu qu'en faisant d'une façon
ou d'une autre une plaie au canal; tous les procédés se valent sous
ce rapport.

Nous n'avons pas eu non plus d'*abcès multiples*; une seule fois
(obs. X), nous avons vu se développer un petit abcès superficiel
de la fesse, qui n'avait probablement aucun lien avec l'opération.

Les rapports à établir entre la *pneumonie* et les affections des organes urinaires ou les opérations qu'on pratique sur ces organes
ne sont qu'imparfaitement déterminés. Y a-t-il simple coïncidence?
Faut-il invoquer le refroidissement causé par l'opération; ou bien y
a-t-il un rapport de cause à effet? Nous pencherions plutôt vers cette
dernière interprétation, au moins, dans un certain nombre de cas,
et il faudrait alors admettre une sorte de pneumonie par intoxication. Du reste les opérés d'uréthrotomie ne nous en ont fourni aucun
exemple.

Dans 2 cas (obs. XI et 1. opéré de 1870), nous avons vu les malades
se plaindre, après l'opération, de douleurs de côté qui nous ont donné
quelques craintes, mais l'examen nous a appris qu'il ne s'agissait
que de pleurésies sèches, et les commémoratifs nous ont fait voir que

(1) Observation publiée par notre excellent collègue et ami **M. Picot.**
Gaz. des Hôpitaux, 1869.

les malades en avaient déjà été affectés auparavant. L'opération a cependant bien pu être pour quelque chose dans la poussée aiguë qui lui a succédé; mais nous n'avons point été en présence des accidents graves de la pleurésie purulente.

Art. 6. *Accidents éloignés.* Pour être complet, nous devons mentionner ici quelques observations dans lesquelles nous voyons se développer, après l'uréthrotomie, des inflammations du côté du testicule ou du rein. Ces cas sont peu nombreux, et nous sommes d'ailleurs en droit de nous demander s'ils sont vraiment imputables à l'opération. Le plus grave de ces faits a été un cas d'abcès périnéphrétique (n° 51), que nous voyons se développer un mois après l'uréthrotomie. Le malade indocile avait enlevé sa sonde quelques heures après l'opération, néanmoins aucun accident n'était survenu, et il sortit, sur sa demande. Quelque temps après, il rentre, se plaignant de douleurs de rein, et l'on voit se former bientôt une saillie fluctuante qui est incisée; le malade guérit. Il est difficile d'admettre que cette complication, rare du reste, soit sous la dépendance de l'opération.

Chez 2 autres malades, nous trouvons indiquée une épididymite qui se déclare une fois au début de la dilatation consécutive (n° 4) et une fois un mois et demi après l'uréthrotomie. Dans ce dernier cas, les habitudes de masturbation du malade (obs. VII) vinrent s'ajouter à l'action des bougies. Dans ces 2 cas, du reste, ce n'est pas à la section, c'est à la dilatation consécutive qu'il faut s'en prendre; la cicatrice uréthrale peut bien avoir servi de point de départ, mais on observe si souvent l'orchite pendant la dilatation simple que, sous ce rapport, l'uréthrotomie l'emporte encore de beaucoup.

Résumé des accidents. Nous pouvons maintenant résumer ainsi les accidents que nous avons trouvés indiqués dans les opérations d'uréthrotomie de 1867, 1868 et 1869 : La douleur est généralement peu intense.

Les hémorrhagies un peu abondantes ont été exceptionnelles et n'ont jamais mis la vie des malades en danger.

L'uréthrite, ordinairement modérée, a été, dans quelques cas rares, plus aiguë ou a passé à l'état chronique.

Les accidents fébriles n'ont jamais été graves.

Enfin, nous n'avons observé aucun cas d'infiltration d'urine, d'infection purulente, d'abcès multiples, etc.

Art. 7. — *Mortalité. Résultats.*

La gravité de l'opération a été très-diversement appréciée; les statistiques varient énormément, et cela n'a rien d'étonnant. Nous ne croyons pas qu'on arrive à un résultat utile en additionnant celles qui sont connues, et nous n'aurions qu'à puiser dans les Buletins de la Société de chirurgie les chiffres donnés par MM. Dolbeau, Follin, Trélat, Perrin, etc., à y ajouter les statistiques de MM. Gosselin et Maisonneuve, pour arriver à un total respectable. Mais les faits qu'ils concernent sont loin d'être comparables; ils varient avec la nature et les complications des retrécissements, avec le mode opératoire et les soins donnés au malade.

Pour qu'une telle statistique eût quelque valeur, il faudrait avoir à sa disposition l'observation complète de chaque malade. Nous avons fait notre possible pour mettre, pour notre part, nos documents sous les yeux du lecteur, afin qu'il puisse juger de leur valeur.

Sur 52 opérations pratiquées en 1867, 1868 et 1869, nous comptons 1 seul cas de mort; nous pouvons y ajouter 11 uréthrotomies pratiquées dans les six premiers mois de 1870. Le résultat nous paraît très-favorable, d'autant plus que, parmi ces malades, nous en comptons un certain nombre qui sont arrivés à l'hôpital dans un état très-grave, et que le seul cas de mort que nous ayons à enregistrer ne peut en toute conscience être attribué à l'opération; il s'agit d'un homme qui entrait avec une infiltration d'urine étendue déjà fort loin et des accidents généraux témoignant d'une intoxication profonde. L'uréthrotomie ne put du reste être pratiquée qu'incomplétement avec l'instrument de Charrière, et ne l'empêcha pas de mourir. Nous renvoyons, pour plus de détails, à l'observation N° II.

Nous pouvons dire, sans crainte d'aller trop loin, que, dans nos cas du moins, l'uréthrotomie est comparable sous le rapport de la gravité avec les opérations les moins dangereuses de la chirurgie.

Nous aurions maintenant à nous occuper des résultats immédiats et des résultats éloignés, au point de vue de la guérison. Les prémiers seront étudiés dans le chapitre suivant: Les indications étant posées, l'opération les remplit elle? voilà le résultat immédiat. Nous avons dit plus haut quelques mots des résultats éloignés. Certes, c'est là une des questions les plus intéressantes et les plus pratiques, mais nous ne sommes pas en mesure de lui donner une solution suffisamment étayée ; on ne revoit pas facilement les malades opérés dans les hôpitaux, et d'ailleurs nos observations ne remontent pas assez loin ; nous ne sommes pas convaincu de la vérité de cette assertion de Reybard : que « la récidive, quand elle doit se produire, s'accuse en moins de 1 mois à 40 jours. » Du reste, nous allons voir tout à l'heure que les résultats définitifs étant même moins favorables que nous le croyons, l'uréthrotomie, remplissant des indications importantes et qu'on ne peut négliger, aurait encore sa place marquée. En résumé, d'après l'examen de quelques malades revus plus ou moins longtemps après l'opération, tout nous porte à croire qu'en suivant le traitement consécutif que nous avons indiqué, la guérison se maintient aussi bien qu'après la dilatation progressive, mais nous ne pouvons pas le démontrer rigoureusement.

(1) *Gaz. méd.*, 1862, p. 714.

Numéros.	Age.	Indications.	Procédé opératoire.	Sonde à demeure.	ACCIDENTS. Hémorrhagie.	Douleur.	Uréthrite.	Accidents fébriles et phlegm.	Date du 1er cathét. et n° de la bougie.	Calibre de l'urèthre à la sort. du mal.	Bougie donnée au malade.
1867											
1	A., 27 ans.	Dilatation lente et limitée.	Maisonneuve, n° 23.	N° 8.	Assez abondante; un peu de sang pendant 2 jours.		Légère.	Fièvre légère.	5e jour, un peu de sang	N° 17.	N° 15.
2	X.		M.	N° 15, 24 heures	Quelques gouttes.		Légère.	Frisson le soir de l'opération.	3e jour, un peu de sang.		
3	Tr., 64 ans.	Dilatation lente et limitée; fièvre et douleurs rénales.	M.	N° 15, 24 heures	Peu abondante.	1		Frisson le soir de l'opération.	8e jour, introduction facile.	N° 17.	
4	Ang., 21 ans.	Dilatation lente et irrégulière.	M.	N° 11, 24 heures	Nulle d'abord; un peu de sang dans l'urine.	1	1	Fièvre pendant 2 jours, débutant le soir de l'op'r.; vomis.; épididymite au 1er cathétér.	6e jour.	N° 16.	N° 16.
5	R., 45 ans.	Dilatation limitée.	M.	N° 12, 48 heures	Peu abondante.			0	10e jour, n° 14.	N° 36, Béniqué.	N° 18.
6	F.	Dilatation lente et irrégulière.	M.	0	Peu abondante.	Peu vive		Frisson le jour de l'opération.	3e jour, n° 13.	N° 18.	
1868											
7	D., 46 ans.		M., 21.	N° 16, 8 heures	Peu abondante.	1	1	0	9e jour, n° 16.	N° 18.	
8	R., 47 ans.	Dilatation impossible.	M., 21.	N° 18, 24 heures	0	0	0	0	5e jour, n° 16.	N° 18.	N° 18.
9	B. Cl.	Dilatation lente.	M., 21.	N° 18.	Légère.			Frisson le jour de l'opération.			
10	F. (V. n° 6, 1867).	2e uréthrotomie, la 1re ayant été incomplète.	M., 23.	N° 17.			Engorgement des gangl. de l'aine.				
11	B. A., 43 ans.	Dilatation impossible.	M., 21.	N° 19.			Légère.	Fièvre le jour de l'opération.	3e jour, n° 17.	N° 17.	
12	Gu., 55 ans.	Dilatation impossible; rétention d'urine.	M., 19.	N. 15, 24 heures	Assez abondante.		Légère.	Frisson le jour de l'opération, fièvre légère.	9e jour, n° 16.	N. 20.	
13	Bé., 37 ans.	Dilatation limitée.	M.,	Opération incompl.	Légère.				10e jour, n. 6.		
14	Id	L'opération a été incomplète.	M.,	S., 24 heures				Fièvre, frisson le 2e jour.	8e jour, n. 16.	N. 16.	N. 16.
15	L. H., 49 ans.	Dilatation lente.	M., 19.	N. 17.	0			Fièvre légère.	5e jour, n. 13.	N. 8.	N. 8.
16	Ma., 27 ans.	Dilatation lente; orchite.	Charrière.	N. x, 24 heures	Légère.	Assez vive.		Frisson le lendemain de l'opération; fièvre légère.	9e jour, n. 18.	N. 20.	N. 20.
17	D. F., 40 ans.	Dilatation lente et douloureuse.	M., 21.	N. 19, 24 heures	Légère.	Légère.	Légère.	Fièvre légère, frisson le 3e jour	8e jour, n. 17.	N. 16.	N. 16.
18	Br., 32 ans.	Dilatation lente.	M., 21.	N. 15, 24 heures	Très-légère.		Légère.	Léger frisson, pas de fièvre; nouveau frisson le 2e jour suivi d'une légère fièvre.	8e jour, n. 16.	N. 18.	N. 16.
19	Co., 37 ans.	Dilatation limitée.	M., 21.	N. 18, 24 heures				0	5e j., n. 19. Un peu de s.	N. 20.	N. 20.
20	Co., 33 ans.	Dilatation limitée.	M., 21.	N. 17, 24 heures	Légère.		Légère.	Frisson après l'opération.	4e j., n. 16. Introd. doul.	N. 41, Béniqué.	N. 18.
21	Gr., 45 ans.	Cystite, néphrite.	M., 21.	N. 18, 24 heures	Légère			0		N. 20.	
22	Gu., 40 ans.	Rétrécis. infranchis.; infiltration d'urine.	Ch.,	N. 9, 48 heures				0	5e jour, n. 9.	N. 14.	N. 14.
23	Pr., 24 ans.	Dilatation lente.	M., 21.	N. 18.	0	0		0	7e jour, n. 17.	N. 19.	N. 19.
24	Ar., 62 a. (V. n. 25, 1869.)	Dilatation limitée, canal induré, douleurs périnéales.	Char.,	N. 13.				0	5e jour, n. 6.	N. 10	
1869											
25	Ar., 62 ans	Dureté du canal, douleurs périnéales	M.,					Fièvre légère.	3e jour, n. 16.		
26	Id.	Id. et uréthrite chronique.	M., 23.		Peu abondante.			0	4e jour, n. 18.		

Reverdin.

| Numéros. | Age. | Indications. | Procédé opératoire. | Sonde à demeure. | ACCIDENTS. | | | | Date du 1er cathét. et n° de la bougie. | Calibre de l'urèthre à la sort. du mal. | Bougie donnée au malade. |
					Hémorrhagie.	Douleur.	Uréthrite.	Accidents fébriles et phlegm.			
27	Dr.,	Dilatation lente ; orchite.	M., 22.	N° 17, 24 heures.	Peu abondante.			0	6e jour, n° 15.	N° 20.	N° 19.
28	Né, 66 ans.	Incontinence ; fausses routes.	M., 24.	N. 17, 24 heures.	Peu abondante.			0	L'incontin. a compl. cessé.		
29	Bo., 53 ans.	Fistules périnéales ; dilatation inefficace.	M., 22.	N. 19, 24 heures.	Peu abondante.	Légère.	Légère.	0	Sonde à demeure, 18.	Guéris.	
30	Gr.	Incontinence.	Char.	N. 8, 24 heures.	Peu abondante.		Légère.	0	8e jour, n. 8.	10. L'inc. a cessé.	
31	La., 55 ans.	Incontinence, canal induré.	M., 22.	N. 19, 36 heures.	Peu abondante.	0	Légère.	Fièvre légère ; frisson le 3e j.	6e j., n. 19. Pas de sang.	42.	Béniqué.
32	Kl., 51 ans.	Dilatation lente et irrégul. ; quelques accès de fièvre.	M., 23.	N. 19, 36 heures.	Peu abondante.	0	Légère.	0	7e j., n. 19. Un peu de s.	N. 19.	N. 17.
33	He., 30 ans.	Dilatation irrégulière, difficile.	M., 19.	N. 19, 24 heures.	Une cuillerée ; hémorrh. consécut. très-légère.	Vive.	Légère.	Léger frisson, fièvre légère.	11e j., n. 19. Un peu de s.	N. 19.	N. 19.
34	Ch., 34 ans.	Rétrécissement très-étroit.	Char.	N. 13, 24 heures.	0			0	4e jour, n. 13.	N. 17.	N. 17.
35	Bo., 54 ans.	Rétrécissement étroit.	M., 22.	N. 19, 24 heures.	Peu abondante.	Légère.	Légère.	Cystite peu intense.	6e j., n. 19. Pas de sang.	N. 19.	N. 19.
36	Qu., 59 ans.	Infiltrat. d'urine ; pyélonéphrite, cystite, incontinence.	Char.	N. 8, introd. incomplét.				Mort des accidents indiqués ci-dessus.			
37	Ma., 37 ans.	Incontinence.	M., 22.	N. 16, 36 heures.	2 ou 3 gouttes.	Très-lég.	Légère.	Pas de fièvre ; épididymite (épididymites antérieures).	14e j., n. 16. Un peu de s.	N. 17.	N. 16.
38	Si., 39 ans.	Tumeur urineuse.	M., 22.	N. 18, 36 heures.	1/2 cuillerée.	Assez vive.	Légère.	Pas de fièvre ni de frissons.	14e j., n. 18. Pas de sang.	N. 18.	N, 18.
39	Pr., 41 ans.	Incontinence, néphrite	1o Char. 2o M., 23.	N. 19, 36 heures	Quelques gouttes.	Vive.	Légère.	Pas de fièvre après l'opération ; fièvre et douleurs après le 1er cathétérisme pratiqué le 6e j.	6e j., n. 19. Un peu de s.		
40	Mo., 67 ans.	Incontinence, uréthr. chronique, canal induré.	M., 23.	N. 18, 48 heures.	Quelques gouttes, puis hémor lég. pendant 2 jours.	Assez vive.	Assez vive.	Frissons le 1er, le 3e et le 12e jour.	23e j, n. 19. Un peu de s.	N. 18.	N. 14.
41	Lo., 35 ans.	Dilatation limitée.	M., 22.	N. 18, 36 heures.	Quelques gouttes.	Nulle.	Légère.	Frisson léger le 3e jour ; néphrite passagère.	14e j., n. 18. Pas de s.	N. 18.	N. 18.
42	Pon., 20 ans.	Rétrécissem. traum., fistules périn. et scrot. Dilatation ineffic.	M., 23.	N. 19, 36 heures	Quelques gouttes.	Nulle.	Légère.	Frisson dans le cours du 3e j.	17e j., n. 14. Pas de s.	N. 20.	N. 20.
43	Ca., 39 ans.	Dilatation difficile, rétréciss. étroit, rétent.	M., 22.	N. 19, 36 heures.	Quelques gouttes.	Presque nulle.	Très-légère.	Pas de frissons ni de fièvre.	11e j., n. 19. Un peu de s.	N. 18.	N. 17.
44	He., 43 ans.	Dilat. diffic., rétréciss. étroit, doul. de reins.	M., 22.	N. 19, 26 heures.	Hémorr. pendant 12 heures.	Vive.	Légère.	Pas de frisson ; fièvre légère pendant 1 jour.	14e j., n. 16. Un peu de s.	N. 18.	N. 16
45	Ga., 24 ans.	Rétréciss. traum Uréthrot. incompl. faite antérieuremeut.	M., 22.	N. 18, 24 heures.	Très-légère, revenant un peu le 2e jour.	Peu vive.		Pas de fièvre ; orchite par masturbation 1 mois 1/2 apr. l'op.	10e j., n. 15. Un peu de s.	N. 16.	N. 14, 15, 16.
46	Pin., 53 ans.	Dilatation limitée au no 10.	M., 23.	N. 16, 43 h. par erreur.	Quelques gouttes.	Tr.-vive.	Assez intense	Fièvre très-légère sans frissons.	8e j., n. 16. Douleur, pas de sang.	N. 17.	
47	Da., 32 ans.	Dilatation limitée au no 12.	M., 23.	N. 19, 24 heures.	Quelques gouttes. Apr. l'enlèv. de la sonde, quelq. g.	Nulle.	Uréthrite peu vive, mais longue.	Pas de fièvre d'abord ; cystite lég., petit frisson le 3e jour et fièvre lég.	18e j., n. 19. Un peu de s.	N. 19.	N. 17 et 19.
48	Do., 27 ans.	Dilat. limitée au no 10, causant de l'urét. ; rétréciss. irrit., élast.	M., 23.	N. 16, 32 heures	Quelques gouttes.	Nulle.	Uréthr. assez vive et devenant chron.	Pas de fièvre d'abord ; petit frisson le 3e jour et fièvre lég.	20e j., n. 16. Douleur lég.	N. 14.	N. 14.
49	Ro., 29 ans.	Rétrécis. traumat., dilatat. occasionnant de la cyst. et de la fièvre.	M., 23.	N. 14, 24 heures.	Une goutte.	Presque nulle.	Presque nulle	Frisson le 1er jour, fièvre pendant 24 heures.	15e j., n. 13. Pas de s.	N. 18.	N. 17 et 18.
50	Ra., 60 ans.	Dilatat. limitée et occasionnant de la cystite.	M., 21.	N. 17, 24 heures.	Quelques gouttes.	Assez vive.	Peu inteuse.	Pas de frisson ni de fièvre ; cys. lég., mais moins intense qu'avant l'opération.	18e jour, n. 17.	N. 19.	N. 19.
51	Da., 43 ans.	Rétrécissement étroit. Dilatation difficile.	M., 23.	N. 19, 4 h. Ret. par le mal.	Très-légère.	Vive.	Légère.	Petit frisson le 1er jour ; abcès périnéphrit. 1 mois 1/2 apr. l'opération.	14e j., n. 18. Un peu de s.	N. 18.	
52	Gr., 37 ans.	Dilatation provoquant de la cystite.	M., 23.	N. 18, 36 heures.				Pas de fièvre.	16e jour, n. 18.	N. 18.	

CHAPITRE III.

INDICATIONS DE L'URÉTHROTOMIE INTERNE.

ART. I. — *Revue critique des différentes méthodes de traitement des rétrécissements de l'urèthre.*

Avant d'établir les indications particulières de l'uréthrotomie interne, il faut de toute nécessité que nous étudiions rapidement les divers procédés imaginés pour le traitement des rétrécissements ; il faut que nous établissions ce qui parmi tant d'inventions ingénieuses mérite d'être conservé et ce qui doit être abandonné. En effet, chaque procédé a eu à son tour la prétention de suffire à tous les cas possibles, et d'y suffire complétement, c'est-à-dire de donner une guérison radicale ; ces deux prétentions ont dû être bientôt abandonnées. Nous devons établir d'abord qu'une seule méthode et à plus forte raison un seul procédé sont incapables de répondre aux indications variées qui se présentent dans la pratique ; nous devons montrer rapidement quels sont les défauts ou les qualités des principaux instruments, et faire en gros la part des méthodes que nous regardons comme satisfaisantes.

Si on jette un coup d'œil d'ensemble sur la multitude d'instruments et de procédés inventés depuis l'antiquité jusqu'à nos jours et dont le catalogue seul remplirait des pages, on est bien embarrassé d'abord pour les ranger dans une classification méthodique. Cependant cette classification peut être faite en se plaçant à différents points de vue. Celui des indications nous paraît le plus satisfaisant dans une question de thérapeutique et c'est celui que nous adoptons.

Tous les procédés et sous-procédés peuvent, selon nous, se ratta-cher à deux grandes méthodes principales, entre lesquelles se range une méthode intermédiaire tenant un peu de l'une, un peu de l'autre.

Dans la première on se propose pour but de rendre à l'urèthre, graduellement, peu à peu, le calibre nécessaire à son fonctionnement régulier, physiologique.

Dans la deuxième c'est brusquement et souvent d'un seul coup qu'on cherche à atteindre le même but.

Enfin dans la troisième on commence par donner au canal un calibre qui, s'il n'est pas égal au calibre normal, est à peu près suffisant, puis on cherche par des manœuvres subséquentes à atteindre le but définitif.

La première méthode comprend les différents procédés de dilatation graduelle, qu'on laisse ou qu'on ne laisse pas la bougie à demeure ; tous ces procédés agissent sans qu'il y ait solution de continuité.

Dans la deuxième rentrent le cathétérisme forcé, l'uréthrotomie interne et externe, la divulsion ; nous en rapprochons les différents moyens de cautérisation ; dans tous ces procédés il y a plaie de l'urèthre.

Enfin, c'est à la troisième, que se rattachent la dilatation par le procédé de Perrève ou par celui plus récent de M. Corradi ; on se propose dans cette dernière méthode d'arriver un peu plus rapidement que dans la seconde au même but, sans qu'il y ait production d'une solution de continuité, mais néanmoins c'est la force qu'on emploie.

De ces trois méthodes, les deux premières ont leur place marquée ; la limite de leurs attributions respectives demande peut-être à être mieux tracée ; mais il est évident qu'elles répondent chacune à des indications de premier ordre. Il est des rétrécissements simples qui se laissent dilater sans difficultés par les bougies ; il n'y a pas de plaie produite et par conséquent bien des accidents sont évités.

Il nous paraît inutile de nous appesantir sur l'utilité de cette méthode, la plus ancienne, la plus admise encore à l'heure qu'il est, et justifiée aux yeux de tous.

D'autre part il est certain qu'il est des cas où la dilatation échoue, n'atteint pas le but, ou donne lieu à des accidents. Les rétrécissements élastiques ou irritables sont connus de chacun ; il y a des cas de rétrécissements compliqués d'accidents graves, rétention d'urine, incontinence, cystite, infiltration d'urine, où l'on ne peut songer à la dilatation graduelle ; il faut donner un libre cours d'em-

(1) De la guérison durable des rétrécissements de l'urèthre par la galvanocaustique chimique, par F. Mallez et A. Triper. Paris, 1867.

blée à l'urine si l'on ne veut voir les désordres augmenter et devenir irrémédiables; si l'uréthrotomie peut suffire dans bien des cas
et éviter la nécessité de la ponction de la vessie ou de la boutonnière, il saute aux yeux qu'on obtient du même coup le résultat
que l'on n'aurait atteint que par deux opérations successives. Nous
n'insistons pas, puisque nous nous proposons d'étudier tout à
l'heure les indications de cette méthode, le procédé de l'uréthrotomie interne étant admis; mais ces quelques exemples suffisent à
démontrer que si un ou plusieurs des procédés qui rentrent dans
cette seconde méthode sont reconnus praticables sans danger, et
donnent les résultats qu'on cherche, la méthode est justifiée, car
elle a ses indications à remplir.

Quant à la troisième, nous aurions pu la passer sous silence si
elle ne venait, après avoir été abandonnée presque universellement,
d'être remise au jour par M. Corradi.

L'instrument diffère, mais le but est le même : — dilater
l'urèthre brusquement, mais sans dépasser la limite de l'élasticité
des tissus, c'est-à-dire sans produire de solution de continuité. Nous
ne savons si M. Corradi (1) réussit à remplir le but qu'il se propose ;
nous ne connaissons son procédé que par le compte-rendu de M. le
professeur Broca; nous savons que les tentatives qui ont été faites
à Paris n'ont pas été très-satisfaisantes, puisque le malade de
M. Broca est mort d'infection purulente, et qu'il y avait eu écoul-
lement d'un peu de sang pendant l'opération. L'écoulement de sang
est noté dans la plupart des opérations de Perrève (2) lui-même,
dont la méthode est abandonnée presque par tout le monde. En
réalité d'après ces faits, ces procédés rentreraient par les moyens
dans la deuxième méthode, mais sans en remplir le but, puisqu'il
y aurait plaie du canal, sans dilatation complète de celui-ci.
Admettons d'ailleurs qu'on arrive à atteindre tout juste la limite
d'élasticité de l'urèthre rétréci, la méthode n'en serait pas moins
défectueuse; tout ce que nous savons sur la physiologie patholo-
gique des rétrécissements le prouve. Civiale a longuement et à juste

(1) Voir Rapport à l'Acad. imp. de médecine sur le prix d'Argenteuil,
par M. le professeur Broca, 7 décembre 1869.
(2) Perrève. Traité des rétrécissements organ. de l'urèthre, Paris, 1847.

titre insisté sur les dangers de ce qu'il appelle la surdistension de l'urèthre; si l'on avait affaire à un tube inerte, on comprendrait que l'on pût arriver sans courir de risques à le dilater par une action toute mécanique; mais c'est de l'urèthre qu'il s'agit et de l'urèthre rétréci, c'est-à-dire d'un canal vivant, sensible, revêtu d'une membrane vasculaire et déjà malade ; les pressions sont douloureuses, elles donnent lieu, pour peu qu'elles soient un peu intenses, à une réaction qui ne se fait pas attendre; la muqueuse s'enflamme, peut-être même les fibres musculaires sont elles prises de spasme, et au lieu de dilater, on rétrécit, quand avec cela on ne voit pas se développer des phénomènes graves du côté des autres organes du système. On peut se convaincre facilement de ce que nous avançons en se rappelant ce qui arrive toujours lorsque dans la dilatation graduelle, on s'obstine à vouloir gagner de force du terrain, à introduire les numéros successifs de bougie en forçant; on provoque de la douleur d'abord, quelquefois on fait saigner la muqueuse; puis après on voit souvent les malades pris de rétention d'urine complète ou incomplète; cette rétention cesse ordinairement d'elle-même il est vrai, quand il n'y a eu qu'une violence modérée; mais le lendemain au lieu d'avoir avancé, on en est au même point, si l'on n'a pas reculé. Il faut bien convenir que tous les cas ne se ressemblent pas complétement, sous ce rapport comme sous tant d'autres; il est des urèthres plus ou moins irritables, mais le meilleur moyen de rendre irritables ceux qui ne le sont pas, c'est d'employer les procédés de distension forcée.

Le procédé de Perrève a été abandonné, celui de M. Corradi nous paraît devoir disparaître de même.

La méthode intermédiaire, séduisante au premier abord, est condamnée par les faits, et nous ne nous en occuperons plus dans la suite.

Restent donc les deux grandes méthodes : la méthode graduelle, et la méthode brusque; nous entendons par ce dernier terme celle dans laquelle on cherche à donner d'emblée à l'urèthre un calibre suffisant pleinement au fonctionnement normal.

Ces dernières méthodes comptent, comme nous l'avons vu, un nombre considérable de procédés, et chaque procédé a à son service des instruments et des artifices plus nombreux encore. Nous avons

étudié l'uréthrotomie interne pratiquée avec l'instrument de
M. Maisonneuve, et nous avons vu que, d'après les faits que nous
rapportons, le procédé est satisfaisant au point de vue de la gravité;
mais est-ce le seul qui mérite d'être conservé? Nous ne le pensons
pas.

Nous mettons à part de prime abord l'*uréthrotomie externe* avec ou
sans conducteur. Il est clair que si on se trouve en présence d'un
rétrécissement infranchissable et que des accidents pressants nécessitent une intervention, on aura à choisir entre la ponction de la
vessie, la boutonnière ou la section périnéale. D'autre part, il se
peut faire qu'une bougie franchisse le rétrécissement, mais que
d'autres instruments ne puissent être introduits; le procédé de
Gouley a été mis à profit avec succès dans des cas semblables par
M. le professeur Verneuil (1). Enfin nous verrons plus loin qu'il est
des malades chez lesquels l'uréthrotomie interne ne donne pas le résultat qu'on en attend (indurations volumineuses du canal, fistules
périnéales, etc.) et il est alors rationnel de s'adresser à la méthode
de Syme.

Mais à part ces exceptions, l'uréthrotomie interne nous paraît
préférable. La statistique de Thompson (2) montre que les opérateurs ont eu à enregistrer des cas de mort relativement nombreux,
notamment par infection purulente; les opérés se trouvent exposés
à toutes les complications des plaies exposées à l'air; ils n'échappent pas à la fièvre urineuse, et la guérison demande un temps
bien plus long, puisqu'il y a suppuration. D'ailleurs le procédé ne
s'adresse pas aux rétrécissements siégeant dans la portion pénienne
du canal qui accompagnent ordinairement ceux de la région du
bulbe. En résumé, nous pensons que l'uréthrotomie externe est une
opération qui doit être réservée à certains cas particuliers dans lesquels l'uréthrotomie interne n'est pas applicable, ou dans lesquels
elle n'a pas réussi. Nous regrettons de ne pouvoir en dire plus long,
mais ce serait sortir de notre sujet.

Nous renvoyons aux traités de Thompson, Syme, Gross; aux travaux de MM. Bourguet, Bonnet, Sédillot, Follin, Verneuil, etc.:
aux thèses de M. Tillaux, Andrade, etc.

(1) Thèse de Bourgain; Paris, 1870.
(2) H. Thompson. Stricture of the urethra; London, 1858.

Parmi tous les autres procédés de la deuxième méthode, on peut faire encore deux parts : dans la première rentrent la cautérisation chimique et galvanique, et tous les instruments dans la construction desquels entre une olive ou un renflement qu'il faut faire passer à travers le point rétréci avant de l'attaquer ; la seconde comprend les différents divulseurs et les uréthrotomes analogues à celui de M. Maisonneuve (Sédillot, Voillemier).

La *cautérisation* ne peut attaquer, on le comprend, les obstacles ordinairement multiples qu'on rencontre dans l'urèthre rétréci que successivement; c'est là un premier inconvénient, mais il en est un second bien plus embarrassant, c'est que la cicatrice épaisse, rétractile qui succède à la cautérisation fait bientôt perdre tout ce qu'on avait gagné : aussi la cautérisation, préconisée par Whately, perfectionnée par Hunter, Everard Home, Lallemand, Ducamp, J.-L. Petit, Leroy, etc., était de nos jours presque complétement tombée en désuétude.

Mais voici que dans ces dernières années est né un nouveau procédé qu'on nous annonce comme à l'abri de cet inconvénient : MM. Mallez et Tripier (1) se fondant sur une donnée qui nous paraît plus théorique que démontrée, nous affirment qu'en utilisant l'action chimique d'un courant électrique on peut cautériser sans danger les rétrécissements, et voir succéder à la chute de l'eschare une cicatrisation molle et extensible, c'est ce qu'ils appellent la galvanocaustique chimique appliquée aux rétrécissements de l'urèthre. La donnée théorique qui en fait la base est la suivante : les caustiques alcalins donnent lieu à des cicatrices molles et extensibles. Cette théorie est passible de bien des objections ; d'abord la cautérisation alcaline a été employée par Whately qui se servait de potasse caustique ; Leroy, qui employait le caustique de Vienne, etc.; ce procédé a été abandonné, mais peut-être il est vrai, plus à cause de ses difficultés que de ses résultats.

Les cautérisations pratiquées sur la peau ne donnent pas les résultats annoncés, ou du moins ces résultats n'ont pas été interprétés d'une façon exacte. Nous avons vu dernièrement dans les salles de

(1) De la guérison durable des rétrécissements de l'urèthre par la galvanocaustique chimique, par F. Mallez et A. Triper. Paris, 1867.

M. Guyon, un malade atteint de kyste du foie ouvert par le caustique de Vienne ; la cicatrice n'est ni molle ni extensible, mais fortement rétractile partout, sauf en un point où le caustique ayant
fusé a produit une plaie beaucoup plus superficielle ; c'est la profondeur des cautérisations qui règle la rétractilité bien plutôt que la
nature des substances employées; si la peau est entièrement détruite,
il y a rétraction, sinon il se fait une cicatrice non rétractile.

Mais on trouve une preuve encore plus concluante contre cette
vue théorique dans les rétrécissements traumatiques de l'œsophage;
on sait en effet qu'ils sont produits tout aussi bien par les caustiques
alcalins (diverses solutions de potasse) que par les acides (Voir
th. d'agr., de Follin, 1853), et l'on ne devrait jamais voir se produire de rétrécissements à la suite d'ingestion de substances
alcalines dans ce conduit large et dilaté régulièrement 2 ou 3 fois
par jour par le passage des bols alimentaires.

Les prétentions du procédé ne sont donc pas justifiées; l'inconvénient que nous avons signalé plus haut existe de même ; on ne
peut pas s'adresser à la fois à tous les points rétrécis ; enfin on n'introduit point de sonde à demeure, et nous avons vu un malade qui
d'après son récit avait eu, évidemment à la suite de l'opération, une
infiltration d'urine (obs. V). MM. Mallez et Tripier et M. Bautista (1) qui vient de publier une thèse sur le même sujet, nous donnent il est vrai le récit d'un nombre encore assez limité de cas; ils
sont au nombre de 40 dans le travail de M. Bautista, et nous y
comptons 1 cas de mort, due à l'opération. Ce résultat n'est satisfaisant qu'à demi; nous ne voudrions pas cependant aller plus loin
et condamner d'emblée un procédé qui n'est pas encore suffisamment connu; nous nous bornons à en signaler les inconvénients et
à dire qu'il ne peut remplir complétement le but proposé ; peut-être
avec quelques modifications arrivera-t-on à en faire une ressource
utile, dans certains cas ?

Si nous passons maintenant à l'examen des différents uréthrotomes
proposés avant celui de M. Maisonneuve, nous voyons que presque
tous présentent dans leur disposition un inconvénient grave et qui
les empêche d'être utilisés précisément dans les cas où les indications sont les plus urgentes. Tous sont droits et tous ou presque

(1) Campos Bautista. Thèse de Paris, 1870.

tous présentent à leur extrémité une partie renflée qu'il faut faire passer à travers le rétrécissement avant de faire l'incision; ils ne sont pas munis de la bougie conductrice destinée à les guider; quelques-uns cependant présentent à leur extrémité vésicale une sorte de stylet ou un bout de bougie qui remplit le même but, mais avec moins de sûreté. L'imperfection est évidente; pour faire passer l'olive protectrice, il faut que le rétrécissement ait déjà un certain calibre, d'où la nécessité de la lui donner par des manœuvres de dilatation préalable quand il ne l'a pas; c'est ainsi que faisait Civiale, pour ne citer qu'un des auteurs qui ont pratiqué le plus souvent cette opération; on est donc exposé en face d'un rétrécissement très étroit et cependant perméable à préparer pendant plusieurs jours, quelquefois fort longtemps, une opération dont l'urgence peut être impérieuse; ou à recourir à un autre procédé, à l'uréthrotomie externe ou à la ponction, la première exposant à plus de danger, et entraînant des suites plus longues; la seconde ne faisant d'ailleurs que pallier le mal.

Voilà quel est, selon nous, et bien des auteurs ont déjà insisté sur ce point, l'un des défauts des uréthrotomes à olive et coupant d'arrière en avant. Un second inconvénient, c'est qu'on attaque chaque point rétréci successivement. D'après l'examen d'un grand nombre de malades, nous nous sommes convaincu que les rétrécissements uniques sont exceptionnels, que presque toujours on rencontre une série de rétrécissements de plus en plus étroits à mesure qu'on s'avance du côté du bulbe; avec les instruments à olive on ne peut les attaquer que successivement; ces manœuvres répétées ne sont point sans inconvénient.

Les uréthrotomes droits coupant d'avant en arrière ne présentent pas autant de défauts, mais ils sont loin de satisfaire à toutes es exigences; les plus connus sont ceux de M. Ricord et de Charrière; on peut en rapprocher celui de M. Trélat, quoique le mécanisme de la lame et la manière dont la section est faite soient assez différents. Ces instruments peuvent être munis d'une bougie conductrice, ce qui assure contre le danger de faire fausse route dans le canal; il n'est plus nécessaire de dilater l'urèthre préalablement; on peut attaquer successivement, dans la même séance les rétrécissements multiples; mais ces instruments ont le défaut de tous les instruments droits, leurs manœuvre n'est ni facile, ni innocente dans la partie courbe du canal, précisément à l'endroit où siégent les strictures les plus étroites ; l'urèthre est redressé de force et contusionné ; d'autant plus que le volume de l'instrument est toujours assez considérable ; enfin on n'est jamais sûr que les sections ne portent que sur les parties rétrécies.

L'uréthrotomie *endoscopique* de M. Desormeaux prête le flancs aux mêmes objections ; il faut pour la pratiquer introduire jusqu'au niveau du rétrécissement un tube métallique droit et d'un assez fort calibre (6 à 8 millimètres de diamètre) ; ce tube droit et rigide expose à contusionner l'urèthre en le redressant ; on ne pourrait dans les cas de rétrécissements multiples les attaquer que successivement. Cependant cet instrument qui n'est pas très-facile à manier peut rendre des services dans les cas où il e t très-difficile de trouver la bonne voie et de faire passer une bougie ; dans les cas ordinaires nous ne comprenons pas ses avantages ; nous ne croyons pas qu'il soit si utile que le dit M. Desormeaux (1) de sectionner les parties altérées, et nous ne craignons pas beaucoup les hémorragies, qu'on éviterait d'après lui en coupant les tissus malades et rétractés.

Nous n'avons qu'un mot à ajouter sur les quelques instruments destinés à réséquer les rétrécissements (Leroy et autres) ; ils sont abandonnés et nous ne les citons que pour ne rien laisser de côté.

Nous arrivons maintenant aux procédés qui permettent de rendre au canal son calibre d'un seul coup, sur toute sa longueur et sans dilatation préalable ; nous avons à nous occuper de la divulsion et de l'uréthrotomie pratiquée avec les uréthrotomes courbes de MM. Maisonneuse, Voillemier, et Sédillot.

On sait en quoi consiste la *divulsion;* si l'idée première revient en partie à Perrève, il n'est pas moins vrai que les modifications apportées à son procédé en ont complétement changé la portée. On introduit jusque dans la vessie une bougie conductrice ; on fait pénétrer à sa suite une sorte de conducteur à deux branches, et alors on écarte violemment ces deux branches au moyen d'un mandrin plus ou moins gros, poussé de force entre elles. L'urèthre éclate partout où il y a obstacle ; on retire le mandrin, puis les deux branches,

(1) Bulletin de la Société de chirurgie, 1865

quelques gouttes de sang s'écoulent et on guide sur la bougie une sonde jusque dans la vessie. Ce procédé a, comme on voit, les plus grands rapports avec l'uréthrotomie; il y a plaie de l'urèthre, mais au lieu d'une section, c'est un éclatement; nous avons vu faire quelques divulsions, mais leur nombre est insuffisant, et nos observations trop incomplètes pour que nous puissions avoir à ce sujet une opinion parfaitement arrêtée. Cependant *a priori* il nous semble qu'on peut soulever sur sa valeur comparative quelques objections. La divulsion a pour avantages, dit-on, de ne pas exposer aux hémorrhagies, parce qu'il n'y a pas une section franche, mais une plaie par déchirure; en second lieu on est sûr que ces déchirures se font dans les points rétrécis et uniquement dans ces points. Cette dernière assertion mériterait d'être prouvée par des faits concluants; et il ne serait pas impossible que ces déchirures s'étendissent facilement plus loin qu'on ne le croit, dans les parties du canal situées derrière les strictures; là en effet la muqueuse est toujours un peu enflammée et friable. Ce que nous venons de dire n'est en tous cas qu'une hypothèse, qui nous paraît assez vraisemblable, pour que la question mérite d'être examinée par ceux qui en auraient l'occasion. — Quant à la plaie par déchirure, et à ses avantages au point de vue des hémorrhagies, nous avons deux choses à répondre : d'abord les hémorrhagies ne sont pas à redouter dans le procédé que nous avons décrit; nous renvoyons simplement au chapitre des accidents. En second lieu nous ferons remarquer que ces plaies par déchirure, cet éclatement de l'urèthre ne peuvent se produire sans qu'il y ait une contusion assez violente; cette contusion porte surtout il est vrai sur les points rétrécis, mais les parties contuses ne reviennent pas à l'état normal sans une inflammation plus ou moins vive, mauvaise condition pour obtenir une cicatrice peu rétractile. Nous n'attachons pas grande importance à la forme des instruments; celui de M. Voillemier qui est cylindrique, vaut peut être mieux que celui de Holt, mais nous ne pensons pas que pour cela tous les points du contour du canal soient également distendus; ce sont évidemment les points faibles, les moins résistants qui cèdent seuls. En résumé la divulsion atteint le même but que l'uréthrotomie; à défaut d'expérience personnelle, nous sommes amené par la réflexion à poser quelques objections à ce procédé, mais qu'on démontre que pra-

tiquement les résultats soit immédiats, soit consécutifs, sont supérieurs, ce que nous ne pensons pas, et nous conseillerions de l'a-
dopter.

Les trois uréthrotomes qui nous restent enfin à examiner dif-
fèrent peu les uns des autres. Tous trois sont munis d'une bougie
conductrice; le style cannelé est modelé sur la courbure de Gély; la
lame a la même forme générale, mais tandis que cette lame est nue
et émoussée à son sommet dans l'instrument de M. Maisonneuve,
elle est tranchante par tout son bord, dans les 2 autres, mais protégée par une pièce métallique qui peut à volonté la couvrir et la
démasquer. Toute la différence est là, mais elle entraine un plus
gros volume pour les derniers instruments, ce qui est un désavantage; ce désavantage est-il suffisamment compensé? nous ne le pensons pas. Ces modifications ont été apportées à l'uréthrotome parce
qu'on craignait que l'uréthre coupât les parties saines de l'urèthre;
les expériences ont montré que sur le cadavre la lame à sommet
mousse ne coupe que dans un point normalement rétréci après la
mort. On pourrait objecter que sur le vivant on est exposé à couper
des parties rétrécies par spasme; mais les trois instruments se valent
sous ce rapport; là où celui de M. Maisonneuve couperait, il y
aurait arrêt des deux autres et alors on démasquerait la lame. Il
faut donc que le diagnostic soit bien établi, voilà tout; il est vrai
que cela n'est pas très facile et que nos notions sur le spasme sont
encore assez vagues (1).

Nous avons maintenant donné les raisons qui nous paraissent
plaider en faveur de l'uréthrotomie interne parmi tous les procédés
de la seconde méthode et en faveur de l'instrument de M. Maisonneuve en particulier.

Nous allons maintenant entrer dans les détails des indications
que ce procédé peut remplir.

Art. II. — *Indications générales.*

L'uréthrotomie interne a eu le sort de toute opération nouvelle
d'abord donnée comme infaillible, toujours applicable et appliquée
de fait à tous les cas par ses promoteurs ardents, repoussée systé-

(1) Voir une excellente leçon de M. le professeur Dolbeau. Leçons de
clinique chirurgicale, p. 265.

màtiquement par d'autres, elle s'est vue plus tard discuter plus sérieusement : les faits et l'expérience de chacun aidant, on a pu tenter de lui faire sa juste part; mais ce n'est pas sans lutte, sans discussions nombreuses, sans contradictions plus ou moins fondées que les hommes qui avaient étudié la question ont pu établir les limites de ses attributions.

Si au début nous ne trouvons dans les œuvres de Leroy, de Reybard, de Civiale, de Maisonneuve, aucun renseignement précis sur les indications de l'uréthrotomie interne, nous ne pouvons beaucoup nous en étonner; le procédé était à l'étude, et c'était sa valeur qu'il fallait d'abord établir; il s'agissait de savoir s'il pouvait être appliqué sans danger, si les résultats étaient assez satisfaisants pour être mis en balance avec ceux de la dilatation. Aussi on était alors beaucoup plus occupé de répondre aux objections et de nier les contre-indications que d'affirmer les indications. C'est ainsi que M. Gaujot, interprète de M. Sédillot, disait en 1860 :

« Quant aux complications des angusties de l'urèthre, inflammation, abcès, fistules, fausses routes, hypertrophie de la prostate, cystite, rétention d'urine, etc., loin de constituer des contre-indications à l'uréthrotomie interne, elles sont bien plutôt de nature à en réclamer l'emploi urgent; car la stricturotomie, en faisant cesser immédiatement l'obstruction, supprime brusquement la cause et met un terme à tous ces accidents.

Les seules complications dont on doive tenir compte sont celles qui rendraient l'incision intra-uréthrale inutile ou inapplicable, par suite de désordres étendus dans les parois du canal, de la présence de tumeurs ou de calculs trop volumineux ou trop durs pour être extraits ou broyés, etc. » (p. 67.)

Ce n'est vraiment qu'à partir de 1863 que nous trouvons des renseignements importants sur le sujet qui nous occupe actuellement.

M. Perrin, à la suite d'une communication des plus intéressantes, pose la question, mais il avoue ne pouvoir encore la résoudre. Il divise les rétrécissements en deux groupes, ceux dans lesquels la dilatation réussit, ceux dans lesquels elle ne réussit pas et provoque des accidents.

Doit-on alors poursuivre la dilatation, ou bien recourir à l'incision ?

M. Tillaux résume dans sa thèse d'aggrégation (1863) l'état actuel de nos connaissances.

Pour lui l'uréthrotomie est indiquée :

1° Toutes les fois qu'un rétrécissement assez étroit pour provoquer des accidents, refuse de se laisser dilater par les moyens ordinaires ;

2° Toutes les fois que le canal ne peut supporter les moyens ordinaires de dilatation ;

3° L'uréthrotomie interne est-elle indiquée, lorsque le canal, dilatable jusqu'à un certain point, refuse de revenir par la dilation à ses dimensions normales ? M. Tillaux pense qu'il ne faut en venir dans ces cas à l'uréthrotomie que lorsqu'il se développe des accidents. Il considère une maladie des reins comme une contre-indication formelle, il en est de même d'un abcès du périnée, d'une cystite avancée, d'un état général mauvais.

On trouvera dans la thèse de M. Tillaux les indications reconnues par M. Caudmont ; nous y remarquons le lecteur (p. 130).

En 1865 M. Perrin suscite à la Société de chirurgie une nouvelle discussion sur l'uréthrotomie (1).

« L'uréthrotomie interne, dit-il, méthode éminemment perfectible, dans son instrumentation, dans les soins qu'elle réclame, me paraît devoir être préférée comme méthode générale, à la dilatation progressive, méthode éminemment routinière et impuissante. » Cette assertion paraît bien catégorique, mais si on veut prendre la peine de lire le travail fort instructif de M. Perrin, on verra qu'il est loin de proposer l'uréthrotomie dans tous les cas ; qu'il insiste avec juste raison sur les dangers de la rétention partielle ; c'est surtout lorsqu'elle existe que l'opération est indiquée ; il montre et nous partageons complétement cette manière de voir, que souvent alors la dilatation laisse mourir les malades, et que si l'uréthrotomie les tue quelquefois, elle a l'avantage de remédier immédiatement à des accidents que l'autre méthode est impuissante à combattre ; il considère les complications comme une raison pour se hâter d'opérer.

A la suite de cette communication des opinions divergentes se

(1) Bulletin de la Société de chirurgie, 1865, p. 184.

firent jour sur plusieurs des points soulevés par M. Perrin et le chapitre des indications fut étudié par MM. Trélat, Dolbeau, Desormeaux, A. Guérin, etc. M. Trélat disait : « Dès que l'élasticité des rétrécissements cesse de permettre l'usage de la dilatation, il faut faire l'uréthrotomie. Contrairement à l'opinion de M. Perrin, je ne crois pas qu'il faille renoncer à la dilatation toutes les fois que la miction est gênée. »

M. Dolbeau adopte à peu de chose près les mêmes idées que M. Perrin, tout en faisant une réserve sur la proportion des cas qui nécessitent l'uréthrotomie; pour lui c'est une méthode d'exception; il insiste sur les rétrécissements traumatiques.

M. A. Guérin pratique l'uréthrotomie quand le rétrécissement est réfractaire à la dilatation ou quand le cathétérisme produit des frissons semblables à ceux de la fièvre intermittente.

Enfin M. Desormeaux réserve l'uréthrotomie pour les rétrécissements arrivés à la 3e période, celle où la rétraction fibreuse est définitive et où les liquides plastiques infiltrés dans la muqueuse et le tissu sous-jacent s'organisent.

M. Reliquet dans sa thèse (1865) avait ébauché le chapitre important des indications; il y est revenu depuis dans un ouvrage récent (1). Pour lui les indications de l'uréthrotomie interne sont les contre-indications de la dilatation temporaire progressive. D'où il suit que l'uréthrotomie est indiquée dans les cas suivants :

1° La résistance physique du rétrécissement ne permet pas de passer une bougie d'un calibre plus élevé ;

2° La rapidité avec laquelle le rétrécissement revient sur lui-même, après le rétablissement du calibre de l'urèthre obtenu par la dilatation simple;

3° La dilatation physique se fait bien, mais le cathétérisme dilatateur est suivi du frisson et de l'accès de fièvre ;

4° Toutes les fois qu'au premier examen on juge la dilatation temporaire ou impossible, ou trop lente dans son action, il y a indications immédiate de l'uréthrotomie interne :

a. Les rétrécissements traumatiques ;

b. Les rétrécissements difficiles à franchir;

(1) Traité des opérations des voies urinaires, par le Dr Reliquet, 1869.

c. L'urhètre est rompu en arrière du rétrécissement; il y a infiltration d'urine;

d. Rétrécissement avec tumeur urineuse ou fistules urinaires;.

e. Pour préparer l'urèthre au passage des instruments lithotriteurs;

f. Il y a des accidents généraux d'intoxication urineuse plus ou moins graves, survenus spontanément ou consécutivement à des manœuvres infructueuses de traitement dans l'urèthre.

Cette classification est à peu près celle qui a été adoptée par M. Danneville (1) dans sa thèse.

Les auteurs étrangers ne nous donnent pas de renseignements précis sur la question qui nous occupe; en Angleterre et en Amérique, on sait que l'uréthrotomie externe et la divulsion sont les deux procédés généralement employés. Mais ces quelques citations nous suffisent pour montrer que depuis que l'uréthrotomie interne est étudiée en France, et que sa valeur a été reconnue par un certain nombre de chirurgiens, tous sont arrivés peu à peu à des conclusions qui peuvent se résumer ainsi :

L'uréthrotomie interne est indiquée quand la dilatation progressive est impuissante ou nuisible. Cette proposition est si logique, qu'elle peut paraître naïve; les questions à résoudre pour la compléter ne sont pas si simples pourtant : à quoi reconnaîtrons-nous que la dilatation est impuissante ou nuisible; qu'elle l'est assez pour nous y faire renoncer, et lui faire préférer une autre méthode?

Ces questions, on le comprend, ne peuvent recevoir une solution mathématique; on ne peut poser de règle absolue et il y a nécessairement une grosse part dans l'appréciation de chaque fait particulier, et dans la détermination à prendre, laissée à l'esprit et à l'expérience de chaque observateur.

Nous avons dit : l'uréthrotomie est indiquée quand la dilatation est impuissante ou nuisible.

La dilatation peut être jugée impuissante d'emblée et il y a indication immédiate de pratiquer l'uréthrotomie, ou bien ce n'est qu'après des tentatives de dilatation restées sans effet que cette impuissance devient évidente; si l'on pouvait savoir d'avance ce que don-

(1) Danneville. Thèse de Paris, 1867.

nera la dilatation dans tel ou tel cas, cette épreuve infructueuse serait supprimée, malheureusement il n'en est pas ainsi. Quant à la seconde proposition, nous ne pouvons dans la plupart de cas que soupçonner que la dilatation pourra être nuisible, et c'est encore une lacune regrettable dans nos connaissances; ordinairement ce n'est qu'après que la dilatation a provoqué sous nos yeux des accidents que nous sommes autorisé à en venir à l'uréthrotomie.

Nous divisons donc toutes les indications basées sur l'impuissance ou la nocuité de la dilatation en 2 groupes : les *indications immédiates ou primitives*, et les *indications secondaires ou consécutives à la dilatation*.

Il ne faut pas confondre les indications immédiates avec les indications d'*urgence* : il est en effet des cas nombreux où nous savons que la dilatation restera impuissante et où cependant le malade est encore dans un état assez satisfaisant pour que la vie ne soit point compromise par un retard apporté dans l'intervention, et d'autre part il arrive aussi que la dilatation cause des accidents d'une telle gravité que l'indication quoique consécutive, n'en est pas moins urgente.

ART. 3. — *Indications immédiates.*

Il y a indication immédiate de pratiquer l'uréthrotomie dans des circonstances assez variées et les raisons qui décident le chirurgien peuvent être tirées soit du siége ou de la nature du rétrécissement ui-même, soit des complications du côté du canal, de la vessie, des reins, ou enfin de l'une ou de l'autre de ces complications combinées avec un mauvais état général du sujet, qui leur donne une gravité particulière, avec des accès de fièvre, etc.

1° *Indications fournies par le rétrécissement lui-même.*

a. Les rétrécissements *du méat* ont été signalés par un grand nombre d'auteurs comme réfractaires à la dilatation ; nous croyons le fait assez généralement admis pour qu'il soit inutile d'y insister ; ils ne nécessistent, du reste, pas l'emploi de l'uréthrotome de M. Maisonneuve; on se sert généralement de l'instrument imaginé par Civiale.

b. Rétrécissements cicatriciels. — Tous les chirurgiens sont d'accord pour admettre que ces rétrécissements par le fait du tissu qui les constitue, de la présence. d'une cicatrice véritable, résistent à la dilatation progressive.

L'uréthrotomie est indiquée par ce fait même; ici l'impuissance de la dilatation étant connue d'avance, il est inutile de tenter son application. Nous trouvons dans nos observations quelques cas de ce genre. Nous avons vu des rétrécissements traumatiques qui avaient été dilatés par les bougies; ce qui frappe dans ces cas, c'est la rapidité avec laquelle la récidive survient, et s'accentue; aussi a-t-on à craindre que les parties profondes de l'urèthre et la vessie elles-mêmes ne puissent s'accommoder assez vite au surcroît de travail qui en est la conséquence, et que des lésions se produisent dans ces parties. La dilatation graduelle peut bien diminuer le danger ou le reculer, mais ce n'est que pour quelque temps et d'ailleurs elle se trouve souvent limitée, et ne peut rendre au canal qu'une partie de son calibre ; ce résultat incomplet est bientôt perdu quand on la cesse. L'uréthrotomie interne en divisant la cicatrice et en interposant entre les bords de l'incision une pièce nouvelle plus mince, et plus souple, donne plus de chances d'une amélioration durable. Chez les malades des obs. IV et XIX, qui ont été vus dernièrement, la guérison se maintenait. Le résultat moins satisfaisant, obtenu chez celui du nº VII, s'explique par des circonstances particulières que nous avons données dans son observation.

Il faut bien dire cependant qu'on ne réussit ici qu'à force de soins, de peine et de persévérance ; plus que jamais la dilatation consécutive est nécessaire, vu la présence du tissu rétractile de la cicatrice. Enfin, il peut arriver que malgré tout, on échoue, et que la récidive se produise rapidement; l'épaisseur, la dureté des tissus nouveaux en sont probablement les raisons ; peut-être alors faut-il s'adresser à l'uréthrotomie externe et tenter de modifier directement les masses cicatricielles soit avec le bistouri en en retranchant une partie, soit par la cautérisation au fer rouge comme le faisait Bonnet. Nous avons dit que, d'après la statistique de Thompson, la section périnéale doit être regardée comme plus dangereuse que l'uréthrotomie interne; c'est, d'ailleurs, une opération laborieuse, et dont les suites sont longues ; aussi nous croyons pouvoir avancer qu'avant d'en venir à cette ressource extrême et à moins d'impossibilité ou de contre-indications spéciales, on fera bien de pratique l'uréthrotomie interne.

Celle-ci, il est vrai, est souvent alors difficile, à cause de la nature même de l'obstacle; l'introduction de la bougie et du conducteur ne se font pas sans peine; ces difficultés du cathétérisme contre-indiquent encore la dilatation comme nous allons l'établir dans le paragraphe suivant.

C. Rétrécissements étroits ou difficiles à franchir.

Quand un malade s'est présenté à l'hôpital avec un rétrécissement étroit, qu'on a essayé vainement pendant plusieurs jours d'y faire passer une bougie et qu'on a enfin réussi, il semble tout naturel de profiter de cette heureuse chance pour achever la guérison; parce qu'aujourd'hui une bougie a passé ce n'est pas une raison pour que demain on retrouve le vrai chemin; trop souvent malgré toute la patience et la dextérité voulues il faut des tentatives réitérées pour arriver à ce résultat. Si la plupart des auteurs spéciaux en viennent peu à peu à cette conclusion que les rétrécissements infranchissables sont une exception des plus rares, il n'en reste pas moins vrai qu'il existe des rétrécissements très-difficiles à franchir. Cette difficulté est due quelquefois à l'étroitesse même de la coarctation, mais souvent aussi à la déviation du canal, à la situation excentrique de l'orifice. Ces dispositions peuvent se rencontrer dans tous les rétrécissements; cela se comprend, quand on sait que les altérations du tissu spongieux de l'urèthre sont le plus souvent inégalement réparties; elles sont presque nécessaires dans les rétrécissements traumatiques où la muqueuse elle-même est remplacée par une cicatrice. Si l'on n'admet plus avec les anciens comme la règle les carnosités de l'urèthre, il n'en est pas moins vrai que le trajet formé par un rétrécissement est le plus souvent un trajet tortueux, irrégulier.

Ainsi, quand on a eu le bonheur après de nombreux essais infructueux de parvenir dans la vessie, il faut étudier avec soin son malade; si l'état général est bon, si aucune complication n'est survenue, si la bougie introduite se trouve à son aise et que les difficultés du cathétérisme dépendent d'une déviation, sans grande étroitesse; si en un mot on peut sans danger courir le risque d'être arrêté de nouveau par les mêmes difficultés ; rien n'empêche de tenter de poursuivre la dilatation progressive ; seulement il est bien possible que le lendemain la bougie ne retrouve pas son chemin, que de nombreux essais soient nécessaires et qu'on perde un peu de temps ; il est possible encore que bientôt des indications nouvelles surgissent ; que des complications qui n'existaient pas se montrent, ou que la dilatation donne lieu à des accidents ; dès lors il ne faudra plus hésiter et en venir à l'uréthrotomie. Si au contraire avec un rétrécissement difficile à franchir on constate une grande gêne de la miction, c'est-à-dire une étroitesse notable du canal ; ou nécessitant des efforts considérables, s'il y a du côté du rein, de la vessie, quelques-unes des complications que nous étudierons plus loin, si le cathétérisme est non-seulement difficile mais produit des accidents, alors il n'y a pas à hésiter et d'emblée il faut, et le plus tôt possible, procéder à l'uréthrotomie. On ne peut s'exposer dans ces cas à un nouveau retard qui pourrait laisser s'aggraver singulièrement l'état du malade. (Voir obs. V.)

d. Nous pouvons rapprocher immédiatement du paragraphe précédent comme une variété les cas de *rétrécissements compliqués de fausses routes* qui viennent d'être faites. Chez un homme pissant mal depuis longtemps, un excès de boisson, comme c'est le plus souvent le cas, a déterminé une rétention complète ; après de vains efforts il s'adresse à un médecin peu habitué aux affections des voies urinaires ; une fausse route est faite et le malade n'est pas débarrassé. Que faire dans ces cas ? Il faut à tout prix soulager le patient en évacuant l'urine qui s'accumule de plus en plus dans sa vessie : tâche souvent ardue, car la fausse route a apporté une nouvelle difficulté au cathétérisme ; néanmoins si on parvient à faire passer une fine bougie il est probable que l'urine s'écoulera peu à peu et que l'indication urgente sera remplie. Cependant nous nous trouvons à peu près dans les conditions d'une uréthrotomie sans en avoir les bénéfices ; il y a une plaie de l'urèthre et toutes les chances d'absorption sont réunies, car le rétrécissement persiste et il n'est pas possible d'introduire dans la vessie une sonde évacuatrice. N'est-il pas naturel dans ces cas de pratiquer séance tenante l'opération et de remplir à la fois deux indications différentes : 1° rendre au canal son calibre normal, pour un temps plus ou moins long ;

2° permettre l'introduction dans la vessie d'une sonde évacuatrice qui soustraira la plaie au contact de l'urine.

Nous avons supposé jusqu'ici qu'il s'agissait d'un rétrécissement simple non compliqué de lésions viscérales ou de phénomènes fébriles ; la seule complication consistait dans la fausse route, mais bien souvent d'autres motifs viendront s'ajouter à celui que nous venons d'invoquer pour déterminer à l'uréthrotomie.

Nous pouvons résumer cette première partie en disant que pour nous les dispositions du rétrécissement lui-mème qui indiquent l'uréthrotomie sont son siége au méat, son origine traumatique, son étroitesse et les déviations du canal rendant le cathétérisme difficile, surtout quand il y a une autre complication, enfin les fausses routes.

2° *Indications tirées des complications du rétrécissement.*

Ces complications s'observent soit du côté du canal de l'urèthre lui-mème, soit dans les autres organes urinaires, vessie, reins ; enfin nous devons y ajouter les phénomènes fébriles, qui paraissent ne devoir leur origine à aucune lésion viscérale, mais être sous la dépendance de l'intoxication urineuse. Comme on le comprend ces diverses complications sont bien plus souvent combinées et réunies qu'isolées, et si nous les étudions chacune à part c'est que nous voulons montrer que l'opération s'adresse à chacune d'elles.

A. *Dilatation de l'urèthre. Incontinence.*

Les lésions secondaires qu'on rencontre dans l'urèthre rétréci siégent derrière la coarctation ; toutes sont produites par l'urine chassée avec force par la vessie contre l'orifice étroit, et par le séjour de quelques gouttes de ce liquide. Nous avons déjà fait remarquer qu'on trouve constamment dans les cas de rétrécissement bulbaire toute la région membraneuse dilatée plus du moins fortement, c'est l'effet des efforts que la vessie fait pour se vider. Il arrive souvent que si la lutte se prolonge, si la maladie date déjà de loin, et qu'il s'agisse de malades un peu âgés, la dilatation se propage également plus haut, que le col de la vessie perd son ressort et ne peut plus retenir les urines ; elles s'écoulent alors goutte à goutte ne rencontrant plus sur leur passage ce second sphincter constitué par les muscles de la région membraneuse (transverso-uréthral de Jarjavay). Il y a *incontinence* d'urine et avec elle tous les inconvénients qui l'accompagnent ; obligation de porter un urinal, excoriations des bourses, quelquefois ulcérations ou eschares du gland ; les malades incapables de toute occupation, sont constamment entourés d'une atmosphère urineuse qui porte atteinte à leur santé. Mais outre ces désagréments on doit tenir compte de la lésion qui les produit, et de celles qui peuvent en être la conséquence ; la région membraneuse énormément dilatée pourra d'un moment à l'autre céder dans un point, si un obstacle quelconque vient s'ajouter à celui qui existe déjà ; si un petit calcul par exemple vient boucher le rétrécissement. La vessie elle-même cessant de contenir les urines, revient peu à peu sur elle-même, ses parois s'épaisissent et se raccornissent. Toutes ces raisons indiquent une intervention rapide qui permette aux portions dilatées de reprendre leurs dimensions normales.

La méthode graduelle n'est pas toujours impuissante, mais elle est lente dans ses effets et on doit craindre que pendant le temps qu'elle nécessite les lésions n'augmentent et ne deviennent irréparables. L'uréthrotomie au contraire va au but d'emblée, et elle le remplit parfaitement ; si on veut se reporter à nos observations (I, II, VI, XVII, XVIII), on verra que nous avons eu un assez grand nombre de cas de rétrécissements compliqués d'incontinence, et que dans tous ces cas l'effet a été aussi heureux que possible ; l'incontinence a cessé immédiatement et après l'enlèvement de la sonde à demeure elle n'a plus reparu ; ont peut en conclure que le canal dilaté est revenu sur lui-même, que la vessie et son col ont pu reprendre leurs fonctions.

Nous ferons remarquer que deux de nos malades (obs. XVII et XVIII) se présentaient dans des conditions spéciales qui pouvaient faire craindre un insuccès. Tous deux étaient affectés de rétrécissements, mais sans incontinence ; celle-ci ne survint qu'à la suite d'une attaque d'hémiplégie ; la dilatation de la région membraneuse existait, mais le col vésical suffisait encore à assurer une régularité relative à la miction ; l'hémiplégie vint déranger l'équilibre, la vessie se paralysa et l'incontinence une fois établie se perpétuait ; l'opération y mit fin comme chez les autres malades.

B. *Tumeurs, abcès et infiltrations urineuses.*

Dans d'autres cas bien plus nombreux, ce n'est point le col vésical qui cède ; mais c'est un point quelconque de la muqueuse uréthrale qui s'érode derrière le rétrécissement ; il se forme une fissure étroite, ou une ulcération plus large qui permet aux urines de s'infiltrer dans les tissus ; le mécanisme de ces lésions a été bien indiqué par M. Voillemier. Quand la fissure est étroite quelques gouttes seulement pénètrent dans les tissus, y provoquent une inflammation à la suite de laquelle on voit ces parties se modifier profondément et former une tumeur plus ou moins grosse, dure, saillante au périnée et tenant au conduit ; quand l'ouverture est large c'est alors en grande quantité que l'urine s'échappe hors de sa voie et au lieu d'y provoquer cette inflammation lente et sourde c'est la gangrène qu'elle porte avec elle ; rien alors n'arrète les progrès du mal ; aucune barrière n'est respectée, on sait à quelles énormes distances peuvent se propager ces infiltrations d'urine.

Dans les deux cas l'indication est la même : rendre au canal son calibre, permettre l'écoulement facile de l'urine, et la détourner de la voie anormale qu'elle a prise, seulement l'indication est comme on le comprend moins pressante dans le premier cas que dans le second, où il y a véritablement urgence.

Dans les cas de *tumeurs urineuses,* on voit celle-ci augmenter, lentement il est vrai ; le passage des bougies devient de plus en plus difficile ; le canal déjà rétréci étant comprimé par la tumeur qui se forme ; aussi il n'est pas toujours possible de pratiquer immédiatement l'opération ; l'incision de la tumeur peut être utile alors ; elle produit un dégorgement des tissus, qui diminue la compression du canal. La dilatation graduelle ne nous paraît pas prudente, son action est beaucoup trop lente pour remédier à temps aux progrès du mal ; dès qu'on peut introduire une bougie, pratiquer la section du rétrécissement et placer une sonde dans la vessie le but est rempli ; la lutte cesse entre la vessie et les tissus dans lesquels elle chasse l'urine ; d'ailleurs la fissure est mise pour quelques heures au moins tout à fait à l'abri ; quand on enlève la sonde le canal ayant une largeur suffisante l'urine n'a pas de raison pour continuer à s'infiltrer ; la région dilatée revient sur elle-même, reprend sa disposition normale, et la fissure en est probablement d'autant rétrécie; on voit alors la tumeur urineuse diminuer peu à peu de volume et enfin disparaître. Nous renvoyons à l'obs. XV qui nous paraît tout à fait concluante et nous pouvons y ajouter un cas de M. Perrin (1) et un autre de M. Reliquet (2).

Dans le cas d'infiltration l'indication est encore plus évidente et il s'agit réellement cette fois d'une indication d'urgence; ce n'est plus seulement la miction qui est compromise, et la guérison reculée, c'est la vie du malade qui est décidément en jeu; nous n'avons pas besoin d'insister sur la gravité de l'infiltration d'urine.

Il est inutile de démontrer que la dilatation graduelle est impuissante. Il est aussi évident que les incisions faites sur les tissus infiltrés sont de simples palliatifs; qu'ils limitent les progrès du mal, mais au prix de fistules plus ou moins nombreuses, souvent de pertes de substances étendues du canal; ces pertes de substances peuvent se réparer sans doute, mais il faut pour cela un temps souvent fort long; le travail de cicatrisation peut épuiser les malades et e s emporter finalement. Si l'on assiste au début de l'infiltration il n'est pas impossible, l'expérience l'a démontré, d'arrêter les progrès assez à temps, pour s'opposer à des désordres étendus. Il est souvent difficile malheureusement dans ces cas d'introduire la bougie conductrice pour les mêmes raisons que nous avons indiquées tout à l'heure; et les incisions pourront alors rendre la manœuvre plus acile. Dès que cela sera possible l'uréthrotomie pratiquée et suivie de l'introduction de la sonde à demeure s'opposera sûrement aux *progrès de l'infiltration*, et quelquefois on a été assez heureux pour les prévenir complétement. M. Reliquet a cité une observation rès-intéressante sous ce rapport. Si on peut la pratiquer dès le début, l'opération s'adresse en même temps au rétrécissement et à sa complication; si les désordres sont déjà étendus ce n'est pas une raison pour hésiter; les incisions sont utiles sans doute, mais que peuvent-elles contre la cause principale des lésions; on laisse subsister le rétrécissement, l'urine continue à suivre la voie la plus facile, et si le malade ne succombe pas il est con-

<hr>

(1) Perrin. Société de chirurgie, 1865, p. 167.
(2) Reliquet. Traité des opérations des voies urinaires, p. 340.

damné à avoir pour le moins des fistules difficiles à guérir. C'est dans ces cas que tous les moyens possibles doivent être mis en œuvre pour rendre au canal et le plus tôt possible son calibre. Si le dégorgement produit par des incisions ne suffit pas à permettre le passage de bougies, il nous semble indiqué d'attaquer le rétrécissement avec les instruments de Charrière ou de M. Ricord, et chercher à faciliter la voie à l'uréthrotome de M. Maisonneuve; ces tentatives ne sont pas toujours faciles et nous les avons vues sans résultat dans le cas déjà cité (obs. II). M. Guyon a pratiqué cette année deux fois l'uréthrotomie chez des malades arrivés à l'hôpital avec de l'infiltration d'urine datant déjà de quelque temps; l'un d'eux que nous avons vu dans le service l'année dernière était dans un état très-grave : accès de fièvre répétés, douleurs de vessie; tuméfaction du périnée qui nécessita une incision. Les deux malades ont guéri à la fois de leurs rétrécissements et de leur complication. — M. le professeur Dolbeau (1) a cité deux cas semblables.

C. *Cystite et rétention d'urine. Néphrite. Accidents fébriles.*

Nous arrivons maintenant aux complications dues à des lésions siégeant ailleurs que dans le canal même et aux accidents fébriles dont l'origine est variable. Nous ne pouvons guère les séparer, car elles sont le plus souvent réunies parce qu'elles dépendent de la même cause.

Disons d'abord quelques mots de la rétention d'urine; il y a sous ce rapport une distinction à établir.

Un rétrécissement peut, à un moment donné, se compliquer, soit de rétention d'urine, soit de cystite, soit de rétention et de cystite. Il faut soigneusement distinguer ces cas.

La rétention d'urine souvent complète qui survient brusquement chez un sujet rétréci, après quelques excès et dont le mécanisme a été si bien décrit par M. le professeur Dolbeau (2); due à la négligence du malade, qui sous l'empire de l'ivresse, oublie de vider sa vessie et la laisse se distendre jusqu'au moment où les fibres musculaires ont perdu tout leur ressort, cette rétention cède ordi-

(1) Dolbeau. Soc. chir., p. 220, obs. 7 et 8.
(2) Leçons de clinique chirurgicale, p. 308.

nairement facilement; on introduit après plus ou moins de difficultés une bougie fine dans le canal; l'urine s'écoule le long de la bougie, la congestion uréthrale cesse, l'obstacle reprend ses dimensions ordinaires et la dilatation graduelle suffit alors souvent à compléter la guérison. Nous ne pensons pas que cette rétention brusque et fortuite nécessite ordinairement l'uréthrotomie; en tous cas avant d'en venir à ce moyen, il faut s'assurer que malgré la bougie, la vessie ne se vide pas; s'il en est ainsi l'indication d'urgence étant d'évacuer l'urine, on n'a à choisir qu'entre la ponction et l'uréthrotomie; et quand nous avons un conducteur introduit dans le canal, il nous semble que nous sommes amenés logiquement à cette dernière; du même coup nous remplissons par ce moyen l'indication immédiate et nous rendons à l'urèthre son calibre (1); avec la ponction nous perdons ce dernier avantage et nous produisons une lésion qui demande un certain temps pour sa guérison, ce qui n'est pas d'ailleurs sans dangers (2). Mais, nous le répétons, on ne doit en venir à l'uréthrotomie que lorsque la vessie n'a pu être vidée et nous croyons ces cas plus exceptionnels que M. le professeur Dolbeau.

Il en est autrement de la *rétention partielle* de date plus ou moins ancienne qui accompagne si souvent les rétrécissements, qui donne lieu à tant d'accidents et sur laquelle M. Perrin a si justement insisté. L'urine qui stagne au fond du réservoir, s'altère, devient fétide, produit de *la cystite ;* la miction se faisant mal, il se fait soit par dilatation des uretères et des bassinets de proche en proche, soit sans cette dilatation et par un mécanisme peu expliqué, de la *pyélite et de la néphrite ;* enfin l'urine résorbée donne lieu à *des diarrhées* rebelles qui épuisent les malades, ou à des *accès de fièvre avec sueurs fétides.*

Quand on se trouve en présence d'une cystite évidente, le cathétérisme, on le comprend est contre-indiqué; l'introduction des bougies ne pourra que la faire passer à l'état aigu, puisqu'elle la produit trop souvent, même quand la vessie est saine. L'expérience a montré qu'il en est de même de la néphrite, que la dilatation progressive occasionne fréquemment des douleurs de reins, et cela

(1) Voir thèse de Spiess, 1866, p. 89.
(2) Pouliot. De la ponction hypogastrique. Thèse de Paris, 1808.

d'autantd lus facilement que les malades y étaient déjà sujets auparavant; la même observation s'applique aux accès fébriles.

Que faire en présence de ces accidents? La première indication
nous paraît évidente : ne pas tenter la dilatation qui les provoque;
pour cela faut-il abandonner le malade à lui-même; les phénomènes
aigus pourront se calmer, mais la rétention partielle n'en subsis-
tera pas moins et les lésions qu'elle entraîne, les troubles qu'elle
suscite, cystite, néphrite, diarrhée, fièvre, persisteront et pourront
s'aggraver d'un moment à l'autre et compromettre la vie.

L'uréthrotomie est indiquée dans ces cas : avec elle la rétention
partielle cesse et on peut traiter les lésions secondaires; d'ailleurs
ces lésions ont dès lors de la tendance à se réparer spontanément,
dès que la cause qui les entretenait est supprimée. Nous ne parlons
pas sans preuves à l'appui; nous avons vu des malades en proie à
la fièvre urineuse, souffrant de cystite, de néphrite, qui sont revenus
à la santé dès que leur canal eût recouvré sa liberté; nous avons
même été étonné de voir avec quelle rapidité des lésions, qui d'a-
près leur ancienneté et leurs symptômes paraissaient être déjà très-
avancées, cédaient après l'opération, et sans que celle-ci eût provoqué d'accidents. (Voir les obs. I et III.)

La diarrhée qui accompagne la rétention partielle cesse avec sa
cause et nous trouvons là la preuve de son origine; nous avons sous
les yeux l'observation d'un malade opéré dans le courant de cette
année; il était sujet à une diarrhée persistante depuis le début de
son rétrécissement traumatique; elle cessa immédiatement après
l'uréthrotomie pour ne plus se reproduire.

Nous ne sommes donc pas de l'avis des auteurs qui pensent que
les lésions viscérales sont une contre-indication de l'uréthrotomie
(Tillaux, Follin, etc.).

Eût-on même quelques revers alors, c'est évidemment la seule
chance de salut qui reste, et nous ne croyons pas qu'on puisse re-
connaître avec assez de certitude le degré auquel sont parvenues
les lésions pour pouvoir dire que dans tel ou tel cas l'intervention
sera inutile.

Quand cela est praticable, que l'état n'est pas assez grave pour
que l'opération soit urgente, il faut, autant que possible, tenter de
modérer les phénomènes inflammatoires; il faut dans les cas de

diarrhée s'efforcer de l'arrêter, car les efforts de défécation doiven être évités pendant le séjour de la sonde à demeure. Mais si les moyens employés ne réussissent pas, et si l'état s'aggrave, il ne reste pour y mettre un terme qu'à s'adresser directement à la cause ; c'est ce qui a été fait avec succès dans plusieurs cas par M. Guyon. (Obs. I, III, XII, XIV, XX.)

Nous arrivons ainsi à cette conclusion que les inflammations viscérales (cystite, néphrite), la rétention partielle, et les accidents fébriles provoqués par ces différents états, contre-indiquent la dilatation qui ne fait que les aggraver, et ne peut aller assez vite pour s'opposer aux progrès du mal ; que la temporisation est impuissante et laisse les malades mourir ; que par conséquent ces complications indiquent formellement l'uréthrotomie, seul moyen de mettre les malades en état de réparer leurs lésions s'il en est temps encore.

Quant avec un rétrécissement de l'urèthtre, un malade est affecté *de calcul vésical*, qu'on veut faire ou la lithotritie, ou la taille, il faut pour pouvoir passer les instruments lithotriteurs ou le cathéter élargir le canal. La dilatation outre la lenteur de ses effets expose à la cystite, si facile à produire dans ces cas, et l'uréthrotomie paraît généralement indiquée. (Caudmont, Reliquet, etc.)

Art. 4. *Indications consécutives à la dilatation.*

La dilatation graduelle, méthode générale, ordinairement sans dangers, s'applique à tous les cas dans lesquels n'existe aucune des contre-indications que nous avons signalées. Mais il arrive souvent que sans qu'on puisse le prévoir, après avoir tenté de l'appliquer, on soit obligé d'y renoncer, et cela pour deux causes différentes : tantôt elle reste impuissante, tantôt elle provoque des accidents qui font d'un rétrécissement simple, un rétrécissement compliqué.

La dilatation reste impuissante dans deux cas :

a. Rétrécissements irritables :

L'urèthre se dilate régulièrement ; on arrive ainsi à passer le n.° 11 ou 12, mais il devient alors impossible d'aller plus loin ; on a beau employer la dilatation graduelle ordinaire ou la dilatation par les bougies à demeure ; on franchit un n° puis on retombe plus bas ; ordinairement alors après le passage de la bougie les malades sont pris de rétentions d'urine passagères, qui, après une durée de quelques heures, cèdent spontanément, et la miction redevient d'autant plus normale qu'on s'éloigne plus du moment de l'opération ; que se passe-t-il alors dans ces rétrécissements, que les anglais ont nommés *irritable stricture ;* y a-t-il un simple spasme provoqué par la bougie ; y a-t-il une inflammation de la muqueuse uréthrale ? l'une et l'autre explication sont probablement exactes dans certains cas. Toujours est-il que plus on s'acharne à vouloir dilater de force ces rétrécissements, plus on est obligé de reculer et que souvent chez le même malade la dilatation est contamment bornée à un calibre insuffisant et toujours le même. (Voir obs. IX, X, XVI.)

Si ce calibre quoique inférieur au calibre normal était compatible avec un fonctionnement suffisant, si aucune complication ne se produisait, si les malades pouvaient maintenir leur canal facilement à ce degré de largeur, il n'y aurait aucune indication de tenter un traitement plus radical. Mais il est loin d'en être toujours ainsi ; la rétractilité est dans ces cas souvent énergique, et souvent aussi malgré une largeur assez notable de l'urèthre, il se produit peu à peu la série de lésions que nous connaissons du côté de la vessie, et du rein ; ou bien la dilatation donne lieu alors à des orchites, qui forcent à interrompre le traitement. La limite est encore ici comme partout difficile à poser d'une façon absolue ; c'est l'affaire du chirurgien de surveiller son malade attentivement, de voir si la dilatation se maintient, si aucune complication ne se produit ; alors comme il est renseigné sur les effets des bougies par le traitement antérieur, il n'y a pas à hésiter ; il faut inciser le canal, et lui rendre son calibre normal. Seulement ces cas méritent une attention et des soins particuliers ; c'est en effet surtout alors que la sonde est mal supportée et qu'il convient de choisir le calibre de telle sorte qu'elle ne provoque pas une uréthrite trop intense ; c'est alors qu'il convient de laisser s'écouler un temps plus long que d'habitude, avant de commencer le traitement consécutif, et régler ce traitement de façon à ne pas irriter les parois du canal.

B. *Rétrécissements élastiques.*

Une deuxième variété de rétrécissements réfractaires à la dilatation, sont ceux qui ont mérité le nom d'*élastiques* (resilient stricture) la dilatation se fait facilement, rapidement et complétement; mais dès qu'on l'interrompt, on perd en quelques jours ce que l'on avait mis des semaines à gagner. Les malades seraient alors astreints à se passer constamment des bougies, et seraient exposés à tous les inconvénients qui peuvent en résulter : orchite, cystite, accès de fièvres.

Nous n'avons pas souvent observé cette variété de rétrécissements, mais elle est admise par tous les auteurs français et étrangers, et tous les partisans de l'uréthrotomie y voient une indication formelle pour cette opération.

Le tissu du rétrécissement revenant constamment sur lui même en vertu de cette élasticité, si l'on y fait une section, et qu'une cicatrice d'une certaine largeur, qui pourra bien être rétractile, mais qui ne sera pas élastique, se produise; elle contribue à maintenir toujours un certain degré de dilatation. Malheureusement il n'en est pas toujours ainsi; si les parois du canal sont à la fois élastiques et épaisses, les bords de la section s'écartant peu, la largeur de la cicatrice est peu considérable et le bénéfice est minime; c'est ainsi que les choses se passèrent dans le cas du malade inscrit au n° 25 et chez celui de l'obs. XI. Aussi faudrait-il alors plutôt s'efforcer de modifier les tissus mêmes du rétrécissement; la dilatation par les bougies à demeure ne réussit pas toujours de l'aveu de tous les auteurs; peut-être obtiendrait-on un meilleur résultat dans quelques cas au moyen de l'uréthrotomie externe ? Nous ne pouvons que poser la question. Tout ce que nous voulons constater, c'est que l'uréthrotomie interne ne donne pas toujours tous les résultats qu'on pourrait en attendre dans les rétrécissements élastiques; c'est l'opinion à laquelle est arrivé M. Guyon; cependant cette règle n'est pas sans exception, et on peut tenter tout d'abord l'uréthrotomie interne, quitte à en venir à l'opération de Syme, en cas d'insuccès.

C. *Fistules périnéales et scrotales.*

Nous ne parlerons point ici des fistules péniennes qui réclament

des procédés autoplastiques particuliers, et qui sont souvent si rebelles ; nous voulons nous occuper surtout des fistules consécutives aux infiltrations d'urine, aux ruptures traumatiques de l'urèthre ; leur orifice externe siége alors à la région périnéale et scrotale, quelquefois elles vont s'ouvrir plus ou moins loin, à la fesse par
exemple. Il est admis par tous les chirurgiens (1) qu'il est indispensable pour arriver à les guérir, de rendre au canal toute sa liberté
il est admis également que leur guérison est souvent fort difficile.
Différents moyens ont été imaginés ; cette variété n'est qu'une ri-
chesse apparente ; du reste elle a aussi sa raison d'être dans la
variété des cas. Certaines fistules guérissent à la longue par l'usage
de la sonde à demeure; mais il faut préalablement dilater le canal,
il faut ensuite que la sonde puisse être supportée ; on sait que tous
les urèthres ne s'accommodent pas de sa présence, qu'elle détermine
souvent de l'uréthrite, de la cystite (voir obs. III). Pour éviter cet
inconvénient, on a pensé qu'il suffirait de passer une sonde à chaque miction. Ces moyens ont donné des guérisons, mais les exceptions sont nombreuses, et le traitement est dans tous les cas long et
difficile. Nous pensons cependant qu'on fera bien d'essayer l'un ou
l'autre, surtout le second qui présente moins de chance d'éveiller
des complications. Si celles-ci surgissent, ou si le résultat demandé
n'est pas obtenu malgré une longue persévérance on se trouve naturellement amené à la seconde méthode, comprenant la divulsion,
et les deux espèces d'uréthrotomie ; nous avons montré quelles
objections théoriques on peut faire à la divulsion, qui compte des
succès, nous en avons vu cette année deux cas dans le service de
notre excellent maître M. le professeur Gosselin. Nous lui préférons
jusqu'à nouvel ordre l'uréthrotomie interne; nous avons dit pourquoi.
Cette opération peut-elle guérir les fistules périnéales et scrotales?
A cette question nous pouvons répondre oui : on en trouvera deux
exemples dans nos observations (obs. III et IV) qui nous paraissent
démonstratifs. M. Dubuc (2) en a publié deux, tirés de la pratique
de M. Phillips, et on en trouvera d'autres dans le mémoire de
M. Gaujot, dans le traité de M. Reliquet, dans un travail de
M. Caudmont, etc.

(1) Voir la thèse d'aggr. de M. Cocteau, 1869.
(2) Gaz. des Hôp., 1869, p. 238 et 243.

L'uréthrotomie a l'avantage de rendre au canal un calibre régulier, ou d'effacer au moins en partie ses irrégularités ; elle lui rend une certaine souplesse, et les urines ont moins de peine à écarter les parois indurées de l'urèthre, une fois celles-ci remplacées en partie par une cicatrice ; la sonde à demeure mieux supportée, empêche pendant quelques jours l'urine de venir baigner les fistules, et s'il n'en résulte pas d'accidents, on peut la laisser un certain temps en place, et permettre à l'orifice interne des trajets de se modifier. Ces trajets tendent à se cicatriser spontanément, dès que l'urèthre est libre ; mais il est cependant des circonstances (trajets longs et tortueux, clapiers et décollements ; calculs et corps étrangers, incrustation calcaire, noyaux d'induration) (1) où l'incision intra-uréthrale ne suffit pas et où il faut user soit de la cautérisation, au moyen des liquides caustiques ou du galvano-cautère, soit des incisions et des débridements, soit même d'excisions partielles (2).

Nous ne pouvons insister sur ces points qu'on trouvera résumés dans la thèse de M. Cocteau.

La conclusion à laquelle nous voulons arriver, c'est que pour guérir les fistules périnéales et scrotales, il faut d'abord rendre à l'urèthre son calibre, et qu'on obtient ce résultat par l'uréthrotomie interne, quand d'autres moyens ont échoué.

On comprend que si le rétrécissement reste infranchissable, si la désorganisation du périnée est trop étendue, si l'épaisseur des parties indurées et l'irrégularité des trajets empêchaient l'opération, ou compromettaient ses résultats, il serait alors indiqué d'en venir à l'uréthrotomie externe, pratiquée avec ou sans conducteur. Les succès obtenus en France, par M. Bonnet (3), par MM. Bourguet (4), Verneuil, Guyon (5), etc., sont là pour démontrer que cette opération a aussi ses indications. Mais nous pensons qu'elle ne doit être entreprise que si l'uréthrotomie interne est impraticable, ou insuffisante, ou si elle restée sans effet.

(1) Voillemier. Op. cit., p. 431.
(2) Caudmont. Bulletin de la Société de méd. de Paris, 1867, p. 215.
(3) Bonnet. Bulletin de la Soc. de chirurgie, 1855-56.
(4) Bourguet. Mémoires de l'Académie de médecine, 1865, t. XXXVII. et Gosselin. Rapport de l'Académie de médecine, 1861.
(5) In thèse de Cocteau, 1869, aggrégation.

2o *La dilatation cause des accidents.*

Ces accidents sont toutes les complications dont nous avons parlé plus haut; auxquelles il faut ajouter l'orchite. Quand la dilatation donne lieu à de la cystite, ce qui n'est pas rare, que surviennent des douleurs rénales, ou des accès de fièvre uréthrale, quand une orchite se développe sous l'influence du cathétérisme, la première chose à faire est d'interrompre l'introduction des bougies et d'appliquer à chaque complication la médication qui lui convient. Il faut dire que le plus souvent ces complications étaient préparées par des lésions préexistantes du côté du rein ou de la vessie, et que le cathétérisme n'a fait que leur donner un coup de fouet; l'orchite survient souvent chez des malades qui avaient été antérieurement affectés d'épididymite pendant leurs blennorrhagies ; enfin certains sujets présentent une susceptibilité particulière qui paraît les prédisposer aux accidents de la fièvre uréthrale proprement dite ; ces règles ont de nombreuses exceptions, et l'orchite aussi bien que les autres accidents peuvent être déterminés par le cathétérisme seul. Mais dès qu'il les a produits une première fois, on est très-exposé à les voir se répéter à chaque nouvelle tentative, en s'aggravant, et déterminant des suspensions de traitement pendant lesquels on perd ce qu'on a gagné. Le meilleur moyen de s'opposer à leur reproduction, c'est de rendre au canal un calibre aussi normal que possible, et d'assurer une miction régulière ; l'uréthrotomie en un mot est indiquée par les raisons que nous avons données plus haut. Mais on objectera que le traumatisme bien plus violent qui en résulte devrait déterminer à plus fortes raisons chez les sujets prédisposés ces accidents qu'on cherche à éviter; cette supposition est contredite par les faits; qu'on consulte nos tableaux, et l'on verra que chez plusieurs sujets le cathétérisme déterminant une orchite, on pratique l'uréthrotomie sans voir cette complication se présenter; il en est de même pour la cystite, la néphrite et les accidents fébriles.

Il y a des exceptions il est vrai, puisque nous avons signalé toutes ces complications parmi les accidents de l'uréthrotomie, sans du reste, que jamais ils aient été graves. C'est une raison pour éviter avec soin chez les malades prédisposés, toutes les causes qui pourraient en susciter l'éclosion. Nous avons indiqué dans notre première partie, toutes les précautions dirigées dans ce but; lenr application est toujours utile, mais elle l'est surtout ici. (Voir les obs. VIII, XIII, IX, XX et nᵒˢ 16, 27, 52).

Nous avons laissé de côté dans ce travail les *rétrécissements spasmodiques*, mais nous ne pouvons terminer ce chapitre sans indiquer une leçon de M. le professeur Dolbeau (1) sur ce sujet; il pense que dans ces cas trop nombreux où tous les moyens ont échoué, on est autorisé à pratiquer l'uréthrotomie, et compare ses effets à ceux de _a dilatation forcée dans la fissure à l'anus. La question nous paraît neuve, et faute d'expérience et de renseignements, nous ne pouvons que la signaler (2).

ART. 5. — *Contre-indications de l'uréthrotomie interne.*

La dilatation étant contre-indiquée et l'uréthrotomie interne étant jugée nécessaire et praticable, y a-t-il des circonstances qui puissent empècher d'y recourir?

Nous avons dit que nous ne considérons pas les lésions, même avancées, des reins ou de la vessie, les accidents fébriles graves, comme une contre-indication; nous pensons que l'opération est dans ces cas le seul moyen de salut des malades.

M. Trélat a montré que, d'après les statistiques, passé 60 ans, l'uréthrotomie devenait très-dangereuse; mais on pourra en consultant nos tableaux, se convaincre que même à cet âge, elle peut être faite avec succès. Nous trouvons en effet sur nos 52 cas 6 opérations pratiquées sur 5 hommes de 60 ans ou au-delà ; les 6 opérations ont été suivies de guérison; 7 ont été pratiquées sur des malades de 50 à 60 ans; 1 malade est mort, mais nous avons déjà vu qu'on ne peut pas attribuer ce résultat à l'opération; enfin 10 ont été pratiquées sur des malades de 40 à 50 ans; pas d'insuccès.

On a dit encore (Reliquet, Danneville) que l'hypertrophie de la

______

(1) Dolbeau. Leçons de clinique chirurgicale.

(2) Nous n'avons pas parlé non plus de l'uréthrotomie chez la femme; elle est rarement employée, vu la rareté des rétrécissements. Elle a été pratiquée une fois avec l'instrument de M. Maisonneuve, avec succès, par M. le Dr Piachaud de Genève. Voir *Gazette des Hopitaux*. 1867, p. 14.

Reverdin.6

prostate pourrait être une contre-indication de l'uréthrotomie;
parmi nos malades plusieurs présentaient, en raison de leur âge,
cette hypertrophie à un degré plus ou moins prononcé; nous n'a-
vons pas vu cette particularité amener de difficultés ou d'accidents.

CONCLUSIONS.

1° L'uréthrotomie interne est un des procédés d'une grande méthode de traitement des rétrécissements qui a ses indications particulières.

2° L'uréthrotomie interne remplit la plupart de ces indications.

3° L'uréthrotomie interne doit, pour donner de bons résultats, être
pratiquée selon certaines règles, et être suivie d'un traitement
consécutif.

4° Pratiquée selon ces règles, ces résultats ont été satisfaisants
dans les cas sur lesquels est basé ce travail; les accidents n'ont
jamais été graves.

5° Nous n'avons pas observé sur 63 opérations, un seul cas de
mort imputable à l'uréthrotomie interne.

OBSERVATIONS.

OBSERVATION Ire. (n° 39 du tableau.)

Rétrécissements étroits, incontinence, fièvre et douleurs de rein. Uréthrotomie interne.
Guérison (Voir le tracé therm. n° 6).

P.... (Grégoire), 41 ans, tailleur de pierres, entre, le 1er juin 1869, à l'hôpital Necker, service de M. Guyon, Saint-Vincent, n° 12.

Cet homme a eu une seule blennorrhagie il y a dix-huit ans ; elle a duré trois mois, a été très-douloureuse et s'est compliquée d'une orchite double ; il a fait, pendant presque toute la durée de l'écoulement, des injections d'azotate d'argent. Pas de goutte militaire. Trois ans après sa chaude-pisse, il est pris, à la suite d'excès, de fièvre et de rétention d'urine complète. Au bout de quarante-huit heures on le sonde avec une sonde en gomme, d'un assez fort calibre. Il pisse assez bien pendant quatre ans, quoique plus lentement et plus souvent que de coutume. Il est pris alors d'une nouvelle rétention, mais cette fois elle cède aux bains et aux émollients, sans qu'on ait pu parvenir à le sonder ; il reste malade pendant environ quinze jours. Depuis lors la gêne de la miction n'a jamais cessé et a au contraire toujours augmenté, sans qu'il ait eu de nouvelle rétention ; il urine souvent, peu à la fois ; le jet est petit, faible ; il est obligé de faire de grands efforts pour pisser, et depuis cinq ans ces efforts occasionnent la chute du rectum. Enfin, il y a deux mois survient une incontinence nocturne et diurne ; il perd beaucoup d'urine, mais il en garde cependant. Depuis plusieurs années il est sujet à de fréquents accès de fièvre avec frisson.

Etat actuel. — Teint pâle et jaunâtre ; amaigrissement marqué ; langue blanchâtre, un peu collante ; soif vive ; appétit conservé. Les urines sont claires et ne renferment pas de sucre. Les reins ne sont pas douloureux. Le canal est dur, noueux dans sa partie scrotale, de plus en plus volumineux et dur dans sa partie périnéale. Par le toucher rectal on trouve, au niveau de la prostate, une tumeur ovoïde plus grosse qu'un œuf, dont la partie inférieure surmonte le ligament de Carcassonne, et dont les limites supérieures ne peuvent être atteintes ; sa surface est égale et lisse ; la pression y est douloureuse ; elle n'oblitère pas le rectum qui est un peu dilaté et comme attiré par la tumeur ; les ganglions inguinaux sont sains.

L'exploration du canal donne les résultats suivants :

L'explorateur n° 15 est au fond de la fosse naviculaire. Le n° 8 est arrêté un peu en arrière de la racine de la verge. La bougie n° 3 pénètre dans la vessie ; on la laisse à demeure. *Uva ursi.* — 4 port.

Le 5 juin. La bougie a été bien supportée, et on la remplace par le n° 4. En raison de l'incontinence et des accès de fièvre que le malade a eu depuis plusieurs années, on fera l'uréthrotomie. Il prendra tous les matins 0,30 sulf. quin. et des lavements.

Soir. Le thermomètre nous apprend que le malade a de la fièvre, quoiqu'il crût le contraire. Puls. 68, temp. 39°2.

Le 6. Puls. 64, temp. 37°6.

Soir. Temp. 38°9.

Le 7. Puls. 72, temp. 37°9. Le malade a perdu l'appétit depuis hier ; il se sent mal à son aise et se plaint de douleurs au niveau du rein gauche, comme il en a eu déjà souvent ; la pression est douloureuse. On attendra, pour faire l'opération, que cette poussée ait cessé. — Thé, sulf. quin. 0,40 ; ventouses sèches ; une bouteille d'eau de Sedlitz.

Soir. Puls. 72, temp. 38°6. Les douleurs de reins ont diminué.

Le 8. Puls. 64, temp. 37°5. Les douleurs de reins diminuent, puis cessent, pour reprendre plus vives le 11 juin ; les reins sont très-sensibles à la pression ; la langue est sale ; pas d'appétit ; les urines sont fortement albumineuses. Puls. 80, temp. 38°4, sulf. quin. 0,20 ; 10 ventouses sèches.

Soir. Puls. 88, temp. 38°5.

Le 12. Puls. 80, temp. 38°4. Le malade est très-soulagé ; il dort bien ; la sensibilité rénale a presque disparu. Sulf. quin. 0,40. Dans la journée, fièvre et sueurs, sans frisson.

Soir. Puls. 76, temp. 37°6.

Les jours suivants, les douleurs de reins cessent peu à peu complétement ; l'état général s'améliore, l'appétit revient, la température s'abaisse ; on profite de ce répit pour pratiquer l'opération qui est plus indiquée que jamais.

Le 18. Uréthrotomie interne ; le malade a pris sulf. quin. 0,20 et un lavement. Puls. 56, temp. 37°2. Le conducteur de Maisonneuve ne passe pas et ne peut franchir la courbure de l'urèthre. On fait une petite uréthrotomie d'avant en arrière, avec l'instrument de Charrière ; le canal crie, il ne s'écoule presque pas de sang ; le conducteur de Maisonneuve ne passe pas mieux, et on en reste là. On place une sonde bougie n° 8 ; au moment où l'urine s'écoule, le malade se plaint d'une violente cuisson ; il s'en était déjà écoulé sur le conducteur avant la section. — Sulf. quin. 0,60 ; catapl. ; bouill., pot.

Soir. Puls. 56, temp., 37°. Pas de frissons, pas de douleur.

Le 19. Puls. 60, temp. 37°1. Ecoulement uréthral assez abondant, formé d'un mélange de pus et de sang ; le malade n'a pas souffert, a passé une bonne nuit et l'incontinence a complétement cessé. On enlève la sonde. — Sulf. quin. 0,20, 1 port. catapl., repos.

Soir. Puls. 64, temp. 37°7.

Le 20. Puls. 76, temp. 37°5. Nuit excellente; pas d'incontinence; le malade se plaint seulement d'un peu de cuisson dans le canal; le périnée est intact. Après la visite, il est pris d'un violent frisson qui dure une demi-heure, suivi de chaleur; les dernières mictions avaient provoqué une douleur un peu plus vive; pas de douleurs de reins. — Thé au rhum, sulf. de quin. 1 gr.

Soir. Puls. 84, temp. 38°8.

Le 21. Temp. 37°6. La fièvre a cessé; les reins et la vessie ne sont douloureux ni spontanément, ni à la pression; le canal ne présente rien de particulier. — Thé au rhum, sulf. quin., 0,40, 2 port., lav.

Soir. Puls. 72, temp. 38°1.

Le 22. Puls. 72, temp. 36°7. Hier soir, après un lavement, le malade a été pris d'un accès de fièvre, sans frisson. Vessie vide, reins non douloureux il urine sans douleur par un jet assez fort; il n'y a pas d'incontinence. — Constipation, sulf. quin. 0,20; opium 0,05; 1 verre d'eau de Sedlitz demain.

Le 23. Puls. 60, temp. 37°2. Un peu d'élancement dans la verge en pissant, et miction plus fréquente, pas de douleurs rénales, ni vésicales.

Soir. Puls. 60, temp. 36°8.

Le 24. Puls. 70, temp. 37°. Pas d'incontinence; la saillie prostatique a diminué; le malade urine assez souvent, toutes les deux heures environ, et souffre dans le canal.

Le 26. On passe la bougie n° 8; le n° 9 est serré et s'introduit incomplétement.

Le 28. N° 8 et n° 9. Ce dernier ne pénètre qu'au bout de quelques instants de séjour.

Le 29. Le n° 9 et le n° 10 entrent très-facilement.

Le 30. N° 9 et n° 10: on se prépare à compléter l'uréthrotomie, et on laisse reposer le malade.

2 juillet. Uréthrotomie interne. Temp. 36°9. Le conducteur de Maisonneuve entre avec un peu de peine, lame 23 sur la concavité; section pénienne et bulbaire; tissus durs; douleur vive, quelques gouttes de sang. Sonde n. 19 sur conducteur; un peu de sang dans les premières gouttes d'urine. — Thé, sulf. quin. 0,60; catapl., bouill., pot.

Soir. Puls. 72, temp. 37°6. Les urines sont légèrement teintes de sang; pas de douleur, pas de frisson.

Le 3. Puls. 64, temp. 37°4. Un peu de douleur dans le canal; urines légèrement sanguinolentes; il s'écoule un peu de sang autour de la sonde. — Sulf. quin. 0,40, 2 port.

Soir. Puls. 68, temp. 37°6. On enlève la sonde à six heures; il s'écoule une demi-cuillerée d'un mélange épais de sang et de pus.

Le 4. Puls 68, temp. 36°4. Un peu de douleur à la première miction; beau jet; pas de frisson. — Sulf. quin. 0,40.

Soir. Puls. 73, temp. 37°4. Pas de frisson, pas de fièvre, pas de douleur en urinant.

Le 5. Puls. 64, temp. 37°6. Hier, le malade a uriné toutes les demi-heures; le matin les mictions sont déjà moins fréquentes et ne causent plus de douleurs. — Bain.

Soir. Puls. 68, temp. 37°4.

Le 6. Puls. 72, temp. 37°3. Etat général et local excellent. Le malade se lèvera. Les jours suivants l'état est le même.

Le 8. Le septième jour après l'opération, on passe pour la première fois la bougie n° 19 ; elle entre facilement sans provoquer de douleurs; on la retire aussitôt ; le malade rend un peu de sang à la première miction; il n'a pas de frisson, mais un peu de malaise et de céphalalgie.

Soir. Puls. 88, temp. 39°1. — Sulf. quin. 0,20.

Le 9. Puls. 80, temp. 38°. Le malade a depuis cette nuit de vives douleurs dans le rein droit; sensibilité très-grande ; il urine tous les trois quarts d'heure ; les urines sont troubles ; la vessie est légèrement douloureuse ; cé-phalalgie ; langue blanche. Le cathétérisme prématuré est probablement la cause de ces accidents. — Sulf. quin. 0,60 ; ventouses sèches.

Soir. Puls. 84 , temp. 38°2. Les douleurs rénales et les envies d'uriner n'ont pas diminué; les urines restent troubles. — Catapl. laud., lavem. laud.; thé au rhum.

Le 10. Puls. 80, temp. 37°6. Mauvaise mine, pas de sommeil; le rein reste très-sensible à la pression; il pisse souvent et peu à la fois. Les urines contiennent toujours du pus. Pas d'appétit. — Six ventouses scarifiées. Catapl., lavement; thé au rhum, bouill., potage, sulf. quin., 0,60.

Soir. Puls. 88, temp. 38°8. La douleur vésicale augmente, les urines sont encore plus troubles; rein toujours sensible.

Le 11. Puls. 84, temp. 37°9.

Soir. Puls. 84, temp. 38°8.

Le 12. Puls. 68, temp. 37°· Les douleurs rénales sont beaucoup moins vives, mais les urines restent troubles. — Chiendent.

Soir. Puls. 76, temp. 38°. Encore quelques légères douleurs de rein; miction moins fréquente.

Le 13. Puls. 60, temp. 36°5. Reins tout à fait insensibles ; il n'urine plus que toutes les quatre heures.

Soir. Puls. 68, temp. 37°4.

Les jours suivants les douleurs cessent complétement; les urines cessent de déposer du pus , mais restent encore un peu troubles; la miction n'est plus fréquente et la température est normale.

Le 21. Le malade quitte l'hôpital dans un état excellent; il pisse très-bien et viendra dans quelque temps pour se faire passer des bougies.

Le malade revient le 3 novembre; il pisse moins bien qu'à sa sortie, mais l'incontinence n'a pas reparu; il a été pris, il y a quelques jours, de fièvre et de douleurs de reins; il a fait beaucoup d'excès et s'est présenté plusieurs

fois à l'hôpital dans un état d'ivresse qui a empêché qu'on pût l'examiner.
Il ne s'est pas passé de bougies depuis sa sortie.

L'explorateur n° 19 s'arrête au milieu des bourses.

Le n° 16,   id.

Le n° 13 s'arrête en arrière des bourses.

Le n° 9,   id.

Le n° 8 pénètre dans la vessie.

Le malade revient depuis lors assez régulièrement, et par la dilatation
graduelle on arrive le 13 novembre au n° 14. Il ne reparaît pas jusqu'au
28 décembre.

A cette époque, les bougies 13, 14 et 15 passent bien, et on l'engage à se
les passer; il n'en fait rien et revient plusieurs fois ivre à l'hôpital; malgré
cela l'incontinence ne s'est pas reproduite.

Au mois de mars 1870, il est revenu et on lui a passé le n° 17. Pas d'incontinence.

OBSERVATION II (N° 36).

Infiltration d'urine, fièvre urineuse, uréthrotomie incomplète, mort, autopsie.

Q..... (Pierre), 59 ans, écrivain, entre, le 4 février 1869, à l'hôpita
Necker, service de M. Guyon, Saint-Vincent, n° 11.

Ce malade ne peut donner que des renseignements très-incomplets, vu
l'état des plus graves dans lequel il arrive à l'hôpital. Il a eu deux ou trois
chaudepisses de 25 à 32 ans, et a fait pendant leur traitement des injections douloureuses; il affirme que, depuis l'âge de 39 ans, il n'a pas souffert
dans le canal et n'a pas eu de goutte militaire. Au mois d'août dernier, il
commença à éprouver de la difficulté pour uriner, et son jet diminua; cet
état s'aggrava de plus en plus, sans qu'il fît rien pour se soigner. En novembre il est pris de rétention d'urine incomplète, et depuis lors il a eu souvent des frissons, des accès de fièvre, des sueurs et de la diarrhée. Bientôt
il commence à uriner involontairement, par regorgement, goutte à goutte, et
est forcé de porter un urinal. Enfin, quatre ou cinq jours avant son entrée,
sa verge, ses bourses et son périnée se gonflent, deviennent rouges et douloureux. Il se décide seulement alors à se soigner et entrer à l'hôpital.

État actuel. — Le malade est tremblant, inondé d'urine et souillé de matières fécales; il y a incontinence des matières fécales, et incontinence d'u-
rine par regorgement; il urine goutte à goutte, quelquefois par un jet filiforme pendant les explorations.

Les membres inférieurs sont très-affaiblis; il est pourtant venu à pied;
les membres supérieurs sont tremblants; la sensibilité est intacte partout.

Le malade a de la fièvre; la langue est sèche; l'intelligence est obtuse.

La verge est tuméfiée, surtout au prépuce, en arrière duquel on trouve
une ulcération transversale due probablement à l'urinoir. Les bourses sont

tuméfiees, pâteuses, sans rougeur; le périnée est considérablement tuméfié; la tuméfaction présente les mêmes caractères.

L'exploration de l'urèthre fait rencontrer deux rétrécissements péniens, le premier à 6 centimètres du méat, le second arrête les bougies les plus fines.

8 février. Une bougie filiforme passe. L'état général et local ne changent pas: la tuméfaction, la fièvre persistent, les urines sont albumineuses.

Le 13. M. Guyon essaye de passer la bougie conductrice de l'uréthrotome, mais il n'y réussit pas.

Le 14. La bougie fine continue à passer.

Le 15. Les urines exhalent une odeur infecte qui imprègne tout le malade; la langue est sèche; pas d'appétit; fièvre. M. Guyon introduit la bougie conductrice et tente de faire passer le conducteur cannelé de Maisonneuve; la rigidité du canal s'y oppose. Il introduit alors l'uréthrotome droit de Charrière, et pratique une section d'avant en arrière; à 6 centimètres il coupe un premier rétrécissement, douleur assez vive; beaucoup plus profondément il fait une seconde section. En retirant l'instrument, on s'aperçoit que la bougie conductrice était repliée. Ecoulement immédiat d'urines mêlées d'abord d'une petite quantité de sang. Malgré ces deux sections, l'uréthrotome de Maisonneuve ne peut être introduit, et on en reste là. On ne peut introduire une sonde à bout coupé n° 16 : on tente, sans succès, de faire arriver dans la vessie une sonde bougie n° 8 ; quoiqu'on n'ait pas dépassé la région bulbaire, l'urine s'écoule et on fixe la sonde dans cette position. — Sulf. quin. 0,60, vin, vqq. — Dans l'après-midi, le malade a eu un frisson ; il a vomi une fois; le soir il a de la fièvre.

Le 16. L'urine s'est bien écoulée par la sonde; on la retire et on passe facilement une bougie n° 6. Langue sèche, urines infectes. Etat général très-mauvais.— Julep, extr. qq. et rhum. — Soir, vomissements, soif vive, même état.

Le 17. La tuméfaction persiste, ainsi que l'incontinence; le n° 6 passe bien.

Le 18. Langue sèche, tremblante; teint jaunâtre; gonflement énorme des bourses, du périnée dans sa partie antérieure et du pénis, avec un peu de rougeur; une plaque rouge s'étend jusque dans l'aine droite; elle a une teinte érysipélateuse.

Le 19. Le malade a eu cette nuit des vomissements abondants et fréquents; il est sans connaissance; les membres en résolution complète; la respiration est stertoreuse; les pupilles dilatées, et les yeux convulsés en haut; les lèvres et la langue collantes; la face rouge, couverte de sueurs; le pouls à 92. La tuméfaction s'est étendue à la paroi abdominale, dont elle envahit le côté droit jusqu'aux fausses côtes ; c'est un gonflement œdémateux, dur, avec un peu de rougeur par places.

Le malade meurt à deux heures après-midi.

Autopsie le 21 février, à dix heures du matin. Tous les viscères sont sains, sauf les organes génito-urinaires. Les tissus des bourses, du périnée, de la paroi abdominale droite sont infiltrés de liquide sanguinolent. En ouvrant l'abdomen, on tombe, sur le côté gauche de la symphyse, sur un clapier rempli de pus fétide, qui communique avec les bourses et siége le long du trajet inguinal.

Les reins sont volumineux, surtout le gauche; les deux substances se distinguent mal et présentent une coloration d'un jaune rosé opaque; les bassinets sont distendus ainsi que les uretères. La vessie présente des parois épaisses d'environ 2 centimètres, à colonnes énormes; la muqueuse est épaissie, grisâtre et mamelonnée. Le tissu cellulaire des bourses et du périnée est transformé en une masse spongieuse gorgée de pus fétide et d'urine. La prostate est convertie, elle aussi, en foyers purulents multiples. Quant à l'urèthre, on rencontre, à 6 centimètres environ du méat, un premier rétrécissement; on y voit une incision peu profonde. Un peu plus loin, à la racine des bourses et en avant du bulbe, on rencontre un second rétrécissement plus étroit que le premier et plus long; la muqueuse a à ce niveau une couleur grisâtre et présente un grand nombre de petites perforations; plusieurs communiquent directement avec le tissu cellulaire des bourses.

Le bulbe est sain; à son niveau et jusqu'à la vessie l'urethère est très-distendu, lisse au col et dans la région prostatique, il est hérissé de nombreuses saillies dirigées d'avant en arrière dans la région membraneuse, et redevient lisse au bulbe. Là, la muqueuse présente des sinus à large ouverture; plusieurs communiquent ensemble, et leurs orifices sont séparés par des ponts de muqueuse saine et blanche. Dans la partie postérieure du bulbe on rencontre deux ou trois petits foyers purulents, avec teinte grise ardoisée des tissus voisins.

OBSERVATION III (N° 29).

Rétrécissement, fistules périnéales et scrotales, cystite, dilatation infructueuse,
uréthrotomie interne, guérison.

Bo..... (Charles). 53 ans, tourneur en cuivre, entre, le 26 mai 1868, à l'hôpital Necker, service de M. Guyon, Saint-Vincent, n° 15.

Cet homme raconte qu'il eut deux blennorrhagies. La première, à l'âge de 14 ans, dura environ six mois; la seconde, à l'âge de 18 ans, dura dix mois. A la suite de ces deux écoulements, aucune gêne de la miction jusqu'à l'âge de 27 ans, où il fut pris, pour la première fois, d'une rétention d'urine à peu près complète, mais passagère, et qui céda, en moins de vingt-quatre heures, à l'usage d'une tisane diurétique; la miction redevint facile; quoique le jet fût éparpillé, mais dans l'espace de cinq ans, plusieurs fois il fut pris de rétention, et chaque fois alors les urines devenaient passagèrement sanguinolentes. Il se marie en 1848, et est pris d'un écoulement uréthral, qui se répète toutes les années au printemps, jusqu'en 1856. Il vient alors à Paris et est pris d'incontinence d'urine, qui dure peu de temps; puis, en 1860, d'un nouvel écoulement pour lequel M. Puche prescrivit du sirop d'arbousier; il était à ce traitement lorsqu'un jour, en traversant les Champs-Élysées, il est pris d'une violente douleur au périnée. Il est obligé de se faire porter chez son patron, et le lendemain il entre à l'hôpital, dans le service de M. Puche. Là, on lui fait sur le périnée et les bourses qui étaient considérablement tuméfiés, des incisions multiples; l'infiltration s'arrête, mais il reste des fistules urinaires aux bourses et au périnée; il sort dans cet état de l'hôpital, et jusqu'en 1865 il ne fait aucun traitement. Les fistules restent dans le même état, et chaque semaine il est pris d'accès de fièvre. Au commencement de 1865, il est obligé d'interrompre son travail, et il entre au Midi dans le service de M. Tillaux; on lui trouve un rétrécissement qui ne peut être franchi qu'au bout de quelques jours; l'uréthrotomie interne est pratiquée (avec l'instrument de Civiale, au dire du malade). On place une sonde à demeure, et on incise les trajets fistuleux. Cependant, la guérison n'arrivant pas, le malade quitte le Midi pour entrer à Necker, dans le service de M. Civiale. (On cesse l'usage des sondes à demeure, et on lui passe des cathéters n° 26; il part pour Vincennes, où la fistule guérit à la suite de cautérisations; mais il persiste un écoulement uréthral, et au bout de huit mois, la fistule se rouvre; le malade, désespéré, reste, seize mois sans se soigner. Enfin, en octobre 1866, il entre de nouveau dans le service de M. Civiale; on lui passe des bougies en cire, et il en résulte un écoulement abondant; puis on lui fait, dans l'espace de trois mois, trois fois l'uréthrotomie; toutes trois sont suivies d'une orchite, et il garde le lit pour la dernière, jusqu'au moment où M. Guyon prend le service.

Il ne subit aucun traitement jusqu'au 31 juillet 1867, époque à laquelle il quitte l'hôpital. Il est obligé d'y rentrer le 28 mars 1868, porteur alors de quatre orifices fistuleux. On essaye de dilater le rétrécissement, et on arrive au n° 12, puis au n° 16. Mais la dilatation est entravée par une cystite assez intense, donnant lieu à des hémorrhagies répétées; on est obligé de cesser le traitement, et divers moyens sont dirigés contre la cystite hémorrhagique qui persiste avec opiniâtreté. Quand elle est calmée, on peut enfin pratiquer l'opération.

2 juin. M. Guyon pratique l'opération, le malade étant préparé comme d'habitude; le conducteur cannelé pénètre bien, lame 22; elle fait deux sections; les tissus ne sont pas très-durs, et sont coupés encore au retour de la lame; il ne s'écoule qu'une petite quantité de sang. Sonde à bout coupé n° 19 sur conducteur; les urines qui s'écoulent sont sanguinolentes. — Sulf. quin. 0°60; cat., bouill., pot.

Le 3. Il s'écoule un peu de pus par les fistules et le long de la sonde; les urines ont cessé d'être sanguinolentes; il ne s'en écoule pas par les fistules; pas d'accidents fébriles.

Le 4. On enlève la sonde ce matin; elle est couverte de pus; douleurs assez vives le long du canal; il ne s'écoule pas d'urine par les fistules.

Le 5. On remet une sonde bougie à demeure.

Le 7. La sonde a été laissée ; il s'écoule du pus par les fistules, mais pas d'urine ; il a de l'uréthrite. Injection d'eau dans la vessie.

Le 12. Les bourses sont déjà beaucoup plus souples et indolores ; la fistule supérieure s'est fermée ; l'autre ne laisse pas écouler d'urine ; on la touche avec de la teinture d'iode.

Le 14. On change la sonde à demeure ; il y a un écoulement purulent abondant par le canal et par les fistules ; on place une sonde en caoutchouc vulcanisé ; teinture d'iode dans la fistule.

Le 15. La sonde s'est bouchée et l'urine s'est mise aussitôt à couler par les fistules ; on introduit une sonde n° 20, à bout coupé sur conducteur.

Le 18. Cautérisation des trajets fistuleux, avec un fil de platine rougi par la pile ; écoulement sanguin assez abondant, douleurs vives ; les urines deviennent sanguinolentes pendant quelque temps ; il s'établit une suppuration assez abondante.

Le 22. Le malade pisse devant nous ; on constate que l'une des fistules laisse encore écouler quelques gouttes d'urine.

Jusqu'au 29 juin rien de nouveau ; les fistules supérieures sont fermées ; il ne reste qu'un orifice fistuleux ouvert ; on le touche avec de la teinture d'iode.

Le 1er juillet. On change la sonde à demeure, et pour en introduire une autre on est obligé de se servir du conducteur ; on fait saigner le canal. Dans la journée la sonde se bouche et l'urine s'écoule aussitôt par les fistules ; une injection d'eau suffit à remettre tout en ordre.

Le 2. Un peu de fièvre hier après midi. — Sulf. quin. 0,40.

Le 7. L'état général est bon ; les fistules se rétractent de plus en plus.

Le 10. Cautérisation avec le fil de platine rougi ; la fistule périnéale est fermée ; la fistule scrotale est seule cautérisée ; douleur vive ; l'opération est suivie d'un écoulement de pus abondant par le canal, et peu abondant par la fistule ; cet écoulement diminue, puis cesse.

Le 12. On change la sonde ; on remarque que les urines, au lieu d'être troubles et sanguinolentes comme autrefois, sont maintenant tout à fait claires.

Pendant la fin du mois et le commencement d'août, on change plusieurs fois la sonde, et on fait journellement des injections de teinture d'iode dans le trajet fistuleux. Ce traitement est continué pendant le mois d'août, les fistules ne laissent pas écouler d'urine, mais le malade sent très-bien que la teinture d'iode arrive encore dans l'urèthre ; les changements de sonde se font maintenant avec la plus grande facilité, et l'urèthre les supporte bien. Au commencement d'octobre (4 oct.), les fistules paraissent toutes fermées, et leur orifice, où l'on ne peut rien introduire, se rétracte de plus en plus, on a cessé les injections d'iode le 2 octobre.

11 octobre. On enlève la sonde à demeure ; le malade urine peu à la fois et goutte à goutte.

Le 13. L'urèthre est le siège d'un écoulement assez abondant ; il ne s'écoule rien par la fistule ; le malade prend le service d'infirmier dans la salle.

Le 16. Le malade commence à uriner un peu mieux ; il ressent ordinairement un peu de douleur au moment où l'urine passe au niveau des fistules ; il ne s'écoule rien par leurs orifices qui restent bien fermés.

Le 22. Une des fistules s'est rouverte il y a deux jours, et a laissé passer quelques gouttes d'urine ; mais depuis lors elle s'est fermée ; elle est maintenant parfaitement sèche ; la miction reste un peu difficile.

Dans le courant du mois de novembre, la miction devient de plus en plus facile, mais nécessite encore un peu d'efforts ; les fistules restent fermées, les cicatrices se rétractent ; le malade a un peu d'incontinence.

Le 7 janvier 1870. L'explorateur n° 20 passe très facilement. Le malade urine bien, les fistules restent fermées, les urines sont claires ; quelquefois la miction est un peu pénible et un peu fréquente, mais non douloureuse ; légère incontinence nocturne.

La santé générale est bonne, les forces sont revenues et le malade fait son service sans difficulté.

Le 1er juillet 1870, M. Guyon explore le canal ; de peur de réveiller la cystite, aucune bougie n'a été passée depuis la guérison des fistules. L'explorateur n° 20 arrive dans la vessie ; on sent quelques petits ressauts. L'état local est resté bon, la guérison persiste ; mais il y a toujours une très-légère incontinence.

OBSERVATION IV (N° 42).

Rétrécissement cicatriciel et fistules périnéales, dilatation infructueuse, uréthrotomie interne, guérison (Voir le tracé thermom. n° 3).

Pon (Charles), 20 ans, mécanicien, entre le 21 juin 1869 à l'hôpital Necker, dans le service de M. Guyon, salle Saint-Vincent, n. 16.

Le 14 août 1868, en travaillant sur une locomotive, ce jeune homme tombe à cheval sur une traverse en fer ; il se produit après l'accident un gonflement considérable au périnée, et on y applique des sangsues, puis sur les bourses, et on place une sonde à demeure. La peau du périnée prend une couleur noire, et il s'y forme des eschares qui se détachent au bout huit jours ; d'autres s'éliminent aussi à la partie postérieure des bourses ; il se forme ainsi deux solutions de continuité qui laissent écouler l'urine, la sonde ayant été enlevée au bout de huit jours, au moment où les escarres tombaient ; l'une à gauche, est grande comme une pièce de 5 francs, l'autre, à droite, comme une pièce de 50 centimes. La sonde avait été retirée brisée, et un morceau de 10 centimètres était resté dans le canal ; on n'essaya pas de le retirer.

Huit jours après on essaye d'introduire des bougies, mais en vain ; on rencontrait un obstacle qu'on pensait être le bout de la sonde. Pendant six semaines le malade rend par l'urèthre des matières épaisses, blanc jaunâtre, mais rien qui ressemblât à des débris de la sonde; puis cet écoulement diminue et cesse.

Tout le traitement consista en bains et en pansements avec une pommade verte. La plaie se rétrécit assez vite, et le 10 décembre, il sortait de l'hôpital avec deux petites fistules scrotales; il urinait de moins en moins par ces fistules et de plus en plus par la verge, mais goutte à goutte, sans jet, et toutes les demi-heures; il éprouvait des douleurs dans le canal et dans l'aine; les urines étaient claires.

Pendant son séjour à l'hôpital il n'avait jamais pissé de sang, mais il avait eu de fréquents accès de fièvre avec frissons et sueurs.

Le 19 décembre, il arrive à Paris consulter le Dr Jozan qui essaye de passer le n° 3 et n'y arrive qu'à la troisième séance. Depuis lors il monte graduellement jusqu'au n° 14; il ne se produit qu'un accès de fièvre un jour que le canal avait saigné. Le traitement a été continué jusque il y a quinze jours, c'est-à-dire pendant plus de cinq mois; depuis cinq semaines on ne peut passer que le n° 14. Les fistules sont à peu près dans le même état; le jet a un peu augmenté, mais il s'écoule presque toujours quelques gouttes par les fistules. Quelques douleurs de reins, pas de douleurs vésicales; il urine toutes les six heures La santé générale est bonne.

État actuel. On constate une induration autour de l'urèthre dans la partie postérieure du scrotum jusque vers le bulbe, plus prononcée en avant qu'en arrière; deux orifices fistuleux étroits à droite, à un travers de doigt en arrière des bourses; le stylet n'y pénètre pas. Vessie vide, jet irrégulier, miction non douloureuse.

L'explorateur 21 est arrêté au niveau du premier orifice fistuleux.

L'explorateur 8 est arrêté au niveau du second.

La bougie 6 passe bien, ainsi que la bougie 8, mais le n° 10 ne passe pas. — 4 portions.

23 juin. Le 8 passe, le 9 ne passe pas. — Bain.

Le 24. Id.

Le 25. Le 8 et le 9 passent sans douleur.

Le 26. Le 8 est serré, le 9 ne passe pas. — Bain.

Le 28. Id.

Le 29. Le 8 passe. Le 9 ne passe pas d'abord; après l'avoir un peu retiré, il pénètre en contournant une saillie; il semble qu'il était engagé dans une petite fausse route.

Le 30. Le n° 9 passe.

1er juillet. En raison de la nature du rétrécissement, de l'existence de fistules qui ont résisté à la dilatation, et de la difficulté du cathétérisme due à une disposition tortueuse du canal, M. Guyon se décide pour l'uréthrotomie.

Le 2. Le malade a pris un lavement, et 0,20 sulf. quin. avant l'opération. — T. a. 36°,8.

Le conducteur cannelé est introduit après quelques difficultés, et est serré. Lame 23 sur la concavité. La lame coupe en un seul point, les tissus sont très-durs ; pas de douleur; écoulement d'une goutte de sang. — Sonde n° 19 introduite sur conducteur; les urines sont claires. (Sulf. quin. 0,40 ; thé. ; cat.; bouill. pot. — Soir. P. 76, t. 36°5 ; pas de douleur, pas de sang.

Le 3. P. 68, t. 36°,9 ; pas de frisson, bon sommeil ; pas de sang.— 2 port. sulf. quin. 0,40. — Soir. P. 76, t. 37°,4. A six heures on retire la sonde qui est enduite d'un peu de mucus, et revient avec une courbure latérale.

Le 4. P. 64, t. 36°,4. Pas de douleur, pas de frisson. — Sulf. quin. 0,40. — Soir. P. 84, t. 37°,6.

Le 5. P. 112, t. 39°2. Hier, dans l'après-midi, le malade a un peu souffert dans le canal en urinant, ainsi que dans les fistules; vers trois heures du matin frisson de 5 min. avec tremblement, puis céphalalgie, sueurs peu abondantes. Le matin langue blanche, céphalalgie, peau chaude, soif, quelques coliques. Les reins et la vessie ne sont pas sensibles à la pression. — Sulf. quin. 1 gr. en 5 pr., lavem. émoll.; thé au rhum ; eau Seltz, vin ; bouill. pot. — Soir. P. 76, t. 37°,4. Encore un peu de céphalalgie, et des douleurs en urinant, mais moins vives.

Le 6. P. 64. t. 36°,5. Encore un peu de picotement en urinant ; il pisse plus rarement qu'avant l'opération et avec un jet plus gros. — Sulf. quin. 0,20. — Soir. P. 72. t. 36°,8. Encore un peu de céphalalgie et de lassitude. Il urine bien. Mac. qq. bains. Cesser le sulf. quin. — Soir. P. 76, t. 37°,4, il s'est trouvé mal dans le bain trop chaud. Céphalalgie légère ; langue nette. Les jours suivants l'état continue à être bon, sauf un peu d'embarras gastrique qui cède à une bouteille d'eau de Sedlitz donnée le 14. (Voir la courbe thermométrique.)

Le malade pisse bien, ne souffre pas ; il continue à couler un peu d'urine par les fistules. Le malade va et vient.

Le 19. Dix-huitième jour après l'opération, le n° 17 ne passe pas; on arrive avec quelques difficultés à introduire le n° 14 ; et on sent un ressaut en en avant du rétrécissement.

Le 20. On introduit sur conducteur la sonde à bout coupé n° 16 ; elle entre facilement, et on la laisse à demeure.

Le 23. On change la sonde ; la bougie 16 passe. Sonde n° 16.

Le 26. Bougie n° 18.

Le 27. La bougie ne passe pas.

Le 28. Le n° 17 ne passe pas, non plus que la sonde sur conducteur.

Le 29. La fistule n'a pas donné une goutte depuis hier. Les sondes ne passent qu'avec difficulté. On dilate le canal avec les cathéters Béniqué; le 33, 35, 37 et 38 passent bien.

Le 30. N° 38, 39, 40.

Le 31. La fistule supérieure qui s'était fermée, s'est rouverte; on la cautérise avec la teinture d'iode. — Cath. n°ˢ 39, 40, 41, 42. — Le soir accès de fièvre, sans frisson. — Sulf. quin. 0,40.

Les jours suivants la fièvre cesse, on se contente d'injecter de la teinture d'iode dans les trajets fistuleux ; on continue ce traitement pendant le cours du mois d'août, et on passe des bougies ordinaires n° 20 ; les injections sont douloureuses. Le malade est renvoyé pour cause administrative le 6 septembre, il s'écoule encore quelques gouttes d'urine par les fistules ; le n° 20 passe facilement ; la santé générale est excellente.

Le 1er octobre. Le malade vient nous voir ; il se passe le n° 20 deux fois par semaine avec facilité. *Les fistules se sont fermées définitivement le lendemain de sa sortie de l'hôpital.* On l'engage à continuer à se passer sa bougie n° 20.

Le malade revient nous voir le 5 novembre. Il pisse bien ; les fistules restent fermées ; la bougie 20 passe bien, quelquefois cependant elle accroche un peu dans le trajet tortueux de l'urèthre. Il a été revu au mois de février 1870 ; a guérison se maintient et le n° 20 passe très-bien.

OBSERVATION V (N° 44).

Rétrécissement étroit, difficile à franchir et irritable, uréthrotomie interne, guérison.

H.... (Emile), 43 ans, typographe, entre le 2 novembre 1869, à l'hôpital Necker, service de M. Guyon, Saint-Vincent, n° 6.

Ce malade a eu sa première blennorrhagie il y a 25 ans, et il a conservé pendant dix ans une petite cuisson dans le canal en urinant ; à cette époque débute la gêne de la miction ; il entre dans le service de M. Ricord qui lui passe la bougie n° 10 et le soigne pour un abcès développé au-devant du sternum. Depuis lors il pissait assez bien, quoiqu'il fît des excès de tous genres ; mais il conservait toujours un petit suintement ; lorsqu'il y a six ans surviennent des douleurs dans les fesses. Il consulte M. Mallez, qui lui passe des bougies, et à ce que raconte le malade, l'opère au moyen d'un appareil électrique et d'une sonde qui ne pénétrait pas jusqu'au fond du canal. A la suite de cette opération ses fesses enflent et deviennent très-douloureuses, il ne pouvait plus s'asseoir, il se forme des abcès, on applique des cataplasmes, des pommades, les abcès s'ouvrent et il en sort un liquide infect en quantité considérable ; les ouvertures se refermèrent sauf l'une d'elles qui n'était qu'une fistule urinaire ; elle finit par guérir. Le malade eprend alors ses travaux et son même genre de vie très-irrégulier, ne tenant aucun compte de la recommandation qu'on lui faisait de se soigner. Il y a six mois il voyait depuis quelque temps son jet diminuer de jour en jour, lorsqu'un matin il est pris d'une rétention complète ; il se rend à la Clinique où on ne peut arriver à le sonder ; il finit par introduire jusqu'à moitié du canal une bougie n° 5, et après 24 heures de rétention la vessie se vide ; 10 jours après il quittait l'hôpital sans avoir subi d'autre traitement et pissant assez bien relativement ; la bougie n'avait jamais pu arriver jusque dans la vessie.

Le malade au bout de six mois continuant à pisser très-mal, avec difficulté, vient consulter M. Guyon, le 29 octobre ; on examine l'urèthre :

L'explorateur 21 est arrêté au fond de la fosse naviculaire.
— 16 passe et s'arrête à la racine de la verge.
— 12 passe et s'arrête au milieu des bourses.
— 10 id.
— 8 passe et s'arrête en arrière des bourses.

Le malade entre dans le service le 2 novembre.

3 novembre. La bougie 6 ne passe pas ; le n° 1 ne passe pas mieux et se recourbe dans le canal. Le n° 6 à olive est arrêté dans la région périnéale ; le n° 5 à olive arrive un peu plus loin, probablement dans la région bulbaire. La garder 1 heure en place.

Le 4. Le canal est très-dur et élastique ; le malade a eu de la peine à retirer sa bougie. Aujourd'hui le n_0 5 passe et on la fixe à demeure.

Le 5. Le malade n'a gardé sa bougie que 2 heures, il ne pouvait pisser ; rien ne passe aujourd'hui.

Le 6. Id.

Le 7. Le malade a passé lui-même le n_0 1.

Le 8. Repos, bain ; le malade urine mieux après le bain.

Le 10. Aucune bougie, molle, ou de baleine, ne peut passer ; on place une bougie de cire en avant de la stricture et on la fait garder 1 heure.

Le 11. Le malade a passé le n° 1 ; on la fixe à demeure.

Le 13. Le malade a pu pisser avec sa bougie à demeure ; le n° 4 passe aujourd'hui ; on la fixe à demeure.

Le 15. Un peu d'écoulement uréthral, le n° 5 passe.

Le 16. Le n_0 4 ne passe pas et fait saigner le canal.

Le 17. Le n° 4 passe difficilement. Devant cette difficulté du cathétérisme, le canal ne se dilatant pas, et le malade ayant eu antérieurement de la rétention d'urine, on se décide pour l'uréthrotomie. — Sulf. quin. 0,20 le matin et lavement.

Le 18. Pul. 56, temp. 37°4. Le n° 4 passe ; un peu de douleur en urinant, légères douleurs de reins — Soir. Puls. 64, temp. 37°2.

Le 19. Puls. 68, temp. 37°1, Uréthrotomie interne. La bougie conductrice est introduite facilement, le conducteur cannelé passe avec un peu de difficultés, et le malade pisse quelques gouttes sur le conducteur. Lame 22 ; elle fait 6 sections successives à l'aller et plusieurs au retour ; les tissus sont durs ; l'opération est douloureuse et il s'écoule 3 ou 4 cuillerées de sang rouge. La sonde à bout coupé n° 19 ne passe pas, et on provoque une douleur plus vive que pendant la section ; la sonde à bout coupé n° 16 passe facilement. Il s'écoule 4 ou 5 gouttes de sang, puis de l'urine claire. — Sulf. quin. 0,60. Catapl. sur le ventre et sur le périnée. Chiendent, bouill. pot. — 10 minutes après l'opération, puls. 60, temp. 37°6. — L'écoulement sanguin continue et se fait par la sonde qu'on laisse ouverte ; on met de la glace sur le ventre à 2 heures ; l'écoulement continuant, peu abondant du reste, on place à 4 heures une vessie de glace sur le périnée ; à ce moment, léger rissonnement ; l'hémorrhagie s'arrête et on enlève la glace sans qu'elle se reproduisc. Le malade se plaint de bourdonnements d'oreilles, de douleurs cuisantes dans le canal, déjà moindres le soir. Pas de maux de reins. A 6 heures du soir, puls. 72, temp. 39º.

Le 20. Puls. 72, temp. 37º6. L'hémorrhagie a cessé; douleurs dans le canal pendant la miction, comparables à une brûlure. Céphalalgie assez forte, pas de douleurs de reins. Injections d'eau tiède dans le canal; il sort un petit caillot. — Sulf. quin. 0,40, 1 port. — Le soir. Puls. 76, temp. 38º6. On enlève la sonde (32 heures) après avoir fait une injection tiède dans la vessie; urines claires. Le malade a éprouvé un peu de douleur en urinant; il n'a pas eu de frisson, mais quelques sueurs, pas de douleurs rénales. Tête lourde; langue belle.

Le 21. Puls. 60, temp. 37º6. Légère cuisson en urinant, et urines un peu sanguinolentes; a uriné 3 fois depuis qu'on a enlevé la sonde. Céphalalgie légère, langue belle, pas de frissons; cesser la quinine. — Le soir. Puls. 68, temp. 37º4, pas de céphalalgie, très-légère douleur en urinant, pas de douleurs de reins.

Le 22. Puls. 68, temp. 37º6. Légères douleurs en urinant. Etat général bon, 2 port. — Soir. P. 76, temp. 38º7; le malade s'est levé.

Le 23. Puls. 68, temp. 37º8. Etat excellent; il pisse beaucoup moins souvent, et à gros jet. — Le soir. Puls. 68, temp. 38º. Aucune douleur; l'écoulement uréthral est assez abondant.

Le 24. Puls. 60, temp. 37º7. — Le soir. Puls. 72, temp. 38º4; le malade s'est levé et est sorti; aucune douleur; beau jet.

Le 25. Puls. 67, temp. 37º4. L'écoulement continue à être assez abondant. — Le soir. Puls. 68, temp. 37º8; le malade pisse devant nous; jet fort, assez gros, un peu spiral. — Les jours suivants l'état général reste bon; l'écoulement diminue peu à peu, devient muqueux; le malade n'éprouve que quelques chatouillements dans le canal.

3 déc. Quinzième jour après l'opération, le nº 16 passe facilement, mais en provoquant une douleur assez vive; il rend quelques gouttelettes de sang, et éprouve une gêne passagère de la miction.

Le 6. Le nº 16 passe bien, est gardé une demi-heure; les mêmes phénomènes se produisent mais moins marqués.

Le 10. Le nº 16 passe avec une légère douleur. Jusqu'au 16 décembre, on ne passe la bougie que tous les deux jours, la douleur cesse, et dès lors on monte graduellement au 17 et au 18; le malade se passant d'abord le numéro inférieur.

Le 30. Le 18 passe très-bien, la miction est très-régulière; on donne au malade qui quitte aujourd'hui l'hôpital le nº 16; il se le passera tous les jours.

OBSERVATION VI (N° 40).

Rétrécissement étroit, élastigue et irritable ; incontinence, uréthrotomie, hémorrhagie
légère, uréthrite (récidive).

Mo...(Amédée), 67 ans, employé, entre le 23 août 1869, à l'hôpital Necker,
service de M. Guyon, Saint-Vincent, n. 5.

Ce malade a eu 4 ou 5 blennorrhagies de 22 à 38 ans ; elles ont toutes
guéri sans qu'il fît d'injections ; et il n'a jamais eu la goutte militaire.
Depuis une dizaine d'années il s'aperçoit qu'il est très-long à pisser, que le
jet déjà petit diminue de jour en jour, qu'il va de travers, et que quelques
gouttes s'écoulent involontairement dans son pantalon après la miction.
Depuis assez longtemps sans avoir d'incontinence, il est obligé de se hâter
pour satisfaire à ses envies fréquentes d'uriner. Il y a six semaines est survenu un écoulement uréthral blanchâtre, non douloureux. Il n'a jamais
fait aucun traitement.

Etat actuel. Le malade urine goutte à goutte, rarement par un jet très-
fin ; la vessie ne se vide pas. Il n'y a pas de douleurs rénales. L'urèthre
est le siége d'un écoulement assez abondant ; il est très-sensible pendant
les explorations ; l'explorateur n_0 8 est arrêté à environ 12 c. du méat.

On prescrit de l'opiat de copahu et de cubèbe. Les jours suivants aucune
bougie ne peut pénétrer et on laisse le malade au repos ; sa chemise est constamment tachée ; il y a de l'uréthrite, mais il y a aussi de l'incontinence
d'urine.

10 septembre. On recommence les tentatives de dilatation ; la bougie
n_0 8 pénètre dans la vessie.

Les 11, 12, 13. On ne peut faire pénétrer les plus fines bougies ; elles
s'engagent dans le rétrécissement mais sans le franchir.

Le 14. On fait une nouvelle exploration plus complète du canal. L'explorateur n° 21 est arrêté au fond de la fosse naviculaire. Les n°s 18, 15, 12, y
sont arrêtés aussi. Le n° 8 passe et s'arrête immédiatement en arrière des
bourses. La bougie n° 3 franchit ce rétrécissement, mais s'arrête un peu
plus loin.

Le 15. Il n'y a plus d'uréthrite, mais une incontinence d'urine persistante
et peu abondante ; toutes les fois qu'on cherche à introduite une bougie une
goutte d'urine apparaît au méat ; le malade se plaint d'une très-vive douleur à chacune de ces tentatives ; du reste, on ne réussit pas mieux qu'hier.
— Supprimer l'opiat.

Le 18. Le n° 4 passe, on le laisse à demeure.

Le 22. On enlève le n° 4 qui n'a occasionné ni gène ni douleur ; le n° 6
passe, on le laisse à demeure.

Le 23. Le malade n'a pu pisser avec sa bougie et l'a retirée à 2 heures;
on remet le **n° 6**.

Le 24. No 7, le garder 1 heure.

Le 25. Le no 6 est serré; le no 4 passe bien, le garder 2 heures.

Le 27. Le no 5 passe bien.

Le 28. Le no 5 et le no 6 passent; le garder 2 heures.

Le 29. Le no 5 passe, le no 6 ne passe pas.

En présence de cette impossibilité de dépasser le no 5, tenant à l'irritabilité du rétrécissement, et de l'incontinence, M. Guyon fera l'uréthrotomie.

Le 1er octobre. Uréthrotomie interne; le malade a pris 0,20 sulf. quin., et un lavement; l'introduction du conducteur est assez laborieuse; lame 23 sur la concavité; la section porte sur le fond de la fosse naviculaire et sur la région du bulbe; douleur assez vive; écoulement de quelques gouttes de sang. Sonde à bout coupé no 18 introduite facilement sur conducteur. Sulf. quin. 0,60; catapl.; uva ursi; bouill., pot. — Le soir. A 1 heure 1[2 le malade a été pris d'un grand frisson qui a duré environ une demi-heure; il a été suivi de chaleur et de sueurs qui durent encore à 6 heures. Pouls fréquent, large; langue blanche, céphalalgie, un peu d'oppression. Les régions rénales et vésicales explorées avec soin ne sont nullement douloureuses; les urines sont d'un rouge sale, foncé, et contiennent une assez grande quantité de sang, sans caillots; la sonde fonctionne bien. Compresses froides sur le bas-ventre et sur le périnée.

Le 2. Les urines sont moins sanguinolentes; la fièvre est tombée. On laisse la sonde à demeure, et on reprend l'usage des cataplasmes. Sulf. quin. 0,60. — Le soir. Pas de fièvre; les urines sont redevenues très-sanguinolentes. — Compresses froides.

Le 3. On enlève la sonde; les urines ne renferment presque plus de sang; la sonde est enduite de mucus. Pas de fièvre. — Le soir. Le malade a eu dans la journée un accès de fièvre.

Le 4. Le malade n'a plus rendu de sang; la miction est un peu douloureuse et il y a un peu de gonflement de la verge et du prépuce. — Sulf. quin. 0,60; thé au rhum. — Le soir. A 2 heures, violent frisson, suivi de chaleur et de sueurs qui persistent encore à 6 heures. Céphalalgie, malaise. Reins et vessie indolores; urines non sanguinolentes. — Sulf. quin. 0,40.

Le 5. Pas de fièvre, pas de sang dans l'urine. Sulf. quin. 18. — Le soir. Le malade a eu dans l'après-midi un peu de fièvre, sans frisson; il est en pleine sueur, il a de la céphalalgie et se plaint de douleurs dans les flancs.

Le 6. Un peu de douleur dans les flancs, soit spontanée, soit à la pression; la miction se fait bien, les urines rendues chaque fois en abondance sont un peu troubles. Langue saburrale.—Sulf. quin. 1 gr.; 6 ventouses sèches sur les reins, lavement émollient, catapl. 1 bouteille d'eau de Sedlitz. — Le soir. Le malade est sans fièvre et soulagé de ses douleurs de reins.

Le 7. Pas de douleurs, pas de fièvre. Cesser la quinine.

Le 8. On permet au malade de se lever ; il pisse actuellement très-bien, et la chemise n'est plus tachée, l'incontinence a cessé. La vessie se vide bien.

Le 11. Même état, sauf un léger écoulement purulent par l'urèthre. Bain.

Le 12. 12e jour après l'opération on passe facilement et sans accident le n° 17.

Le 13. Le n° 17 est laissé une demi-heure. Dans l'après-midi, frisson suivi de chaleur et de sueurs. — Sulf. quin. 0,40.

Le 14. La fièvre a cessé, mais la région rénale gauche est un peu douloureuse à la pression. — Ventouses sèches ; sulf. quin. 0,40. Diète.

Le 15. La fièvre et les douleurs ont cessé.

Le 19. L'écoulement uréthral purulent continue.

Le 25. L'écoulement est abondant ; il y a une uréthrite assez intense ; le jet est resté gros, mais il est redevenu bifide. La bougie 18 ne passe pas, il en est de même du 14 ; il est probable que leur extrémité s'accrochai quelque part, car l'explorateur à boule n° 19 passe assez facilement ; il est vrai qu'on sent deux ressauts et qu'on fait un peu saigner. Dans la journée fièvre très-légère qui a cessé le soir.

Le 27. Le 18 ne passe pas ; le 17 passe très-bien.

Le 28. Le n° 18 passe ; le garder 10 minutes.

Le 29. Le n° 18 passe très-bien. Le malade voulant sortir on lui donne une bougie 14. Il n'y a pas d'incontinence et pisse bien. Exeat le 30 octobre.

6 novembre. Le malade rentre avec un écoulement uréthral abondant, crèmeux qui paraît d'origine vénérienne, quoiqu'il le nie formellement. Opiat de copahu et cubèbe. On constate que l'incontinence n'a reparu en aucune façon depuis l'opération. L'écoulement uréthral diminue rapidement.

Le 17. La bougie 14 passe bien ; la bougie 18 passe également bien, mais en provoquant de la douleur.

Le 19. Le malade quitte le service et rentre peu de temps après dans la salle de M. Desormeaux ; il ne s'est pas passé de bougies et pisse très-mal. On lui fait deux fois l'uréthrotomie à l'endoscope ; l'une de ces opérations est compliquée d'une hémorrhagie abondante ; il a été perdu de vue depuis.

OBSERVATION VII (n° 45).

Rétrécissement cicatriciel, première uréthrotomie incomplète, deuxième uréthrotomie,
guérison, orchite un mois et demi après.

Ce jeune homme a eu la chaudepisse il y a un an, mais il y a environ un mois il a fait une chute et est tombé à cheval sur une barrière. Il entre aussitôt dans le service de M. Verneuil ; l'urèthre saigne pendant deux jours ; une incision est faite au périnée, elle ne va pas jusqu'à l'urèthre ; on met une sonde à demeure et on la laisse pendant douze jours ; dix jours après le malade quitte l'hôpital, et le soir même il est pris de rétention d'urine. Depuis lors il urine avec la plus grande peine et le jet est des plus fins.

État actuel. Santé bonne.

L'explorateur 8 est arrêté au milieu du périnée en arrière des bourses; le 6 entre facilement; le 7 n'entre pas.

On sent au périnée des parties fortement indurées.

3 septembre. M. Lannelongue, suppléant M. Guyon, pratique l'uréthrotomie avec la lame 21 ; le rétrécissement paraît assez long et on ne peut introduire aucune sonde dans la vessie. Sulf. quin.

Les jours suivants aucun accident, quoique dans les tentatives d'introduction de la sonde, avec et sans chloroforme, on ait fait saigner assez abondamment la plaie. Le malade pisse avec un assez gros jet.

Le 6. La palpation simple du périnée fait encore sortir un peu de sang. Aucun traitement, repos jusqu'au 17 septembre. A cette époque l'exploration donne les résultats suivants : l'explorateur 12 est arrêté en arrière du scrotum ; le 8 id.; une bougie passe et est très-libre.

Le 18. N° 5, la garder une heure.

Le 19. N° 5, la garder deux heures.

Le 21. L'uréthrotomie est indiquée par la nature même du rétrécissement et par cette circonstance que la stricture est plutôt tortueuse qu'étroite, ce qui rend le cathétérisme très-chanceux. Le malade a pris un lavement de 0,20 sulf. quin. Section avec la lame 22 ; sonde 18 sur conducteur, peu de douleur, presque pas de sang ; la section a été facile et s'est faite en un seul point.—Sulf. quin. 0,60, catapl., repos, 1 port.—Soir. Pouls 72, temp. 37°,5. Pas de sang, pas de frisson, pas de fièvre, pas de céphalalgie, langue nette, appétit.

Le 22. Pouls 68, temp. 37°,7. On enlève la sonde, les urines sont légèrement sanguinolentes et il y a un peu de douleur dans l'urèthre. — Soir. Pouls 80, temp. 37°.

Le 23. Pouls 72, temp. 37°. Le malade pisse bien, à gros jet.—Soir. Pouls 72, temp. 37°,8. Il y a eu aujourd'hui des envies fréquentes d'uriner. — Lav. laud.

Le 24. Pouls 84, temp. 37°,6. La fréquence de la miction a cessé. Jusqu'au 30 rien de nouveau.

Le 30. Dixième jour après l'opération, la bougie 17 ne passe pas, le 15 passe en produisant des douleurs assez vives.

1er octobre. Le 16 passe très-bien ; le canal a un peu saigné hier, mais il n'y a pas eu d'autre accident.

Le 2. Le 15 ne passe pas, le 14 passe.

Le 3. 14 et 15, le garder une demi-heure.

Le 4. Id.

Le 5. 15 et 16.

Le 6. Id.

Le 7. Le 15 fait saigner le canal.

Le 8. Le malade n'a pu pisser ce matin ; le malade se livre à la masturbation et ne suit pas les recommandations qu'on lui fait ; étant détenu, il ne demande pas mieux que de prolonger son séjour à l'hôpital.

Le 9. Le malade est emmené.

Le malade rentre le 13 octobre. On n'a pas pu le sonder et on a fatigué son canal par des tentatives répétées.

On passe cependant très-facilement le n° 15.

On continue alors la dilatation graduelle ; il se produit un peu d'écoulement uréthral, la miction se fait assez mal, l'écoulement augmente, on donne de l'opiat de copahu et cubèbe, on fait des injections de sulfate de zinc, et le 2 novembre débute une épididymite double qui guérit dans l'espace de quinze jours. Le malade continue à se masturber ; il avale du laudanum, toujours probablement dans le but d'être gardé le plus longtemps possible à l'hôpital. Il est emmené de nouveau par la police le 18 novembre. On le renvoie à l'hôpital le 20 novembre. Malgré toutes ces imprudences commises et la suspension de traitement provoquée par l'epididymite, le 22 novembre on passe facilement le n° 16 ; cependant on fait un peu saigner le canal.

24 novembre. Le malade sort définitivement emportant les bougies n° 14, 15 et 16.

OBSERVATION VIII (n° 33).

Rétrécissament très-étroit et très-difficile à franchir, uréthrotomie, hémorrhagie
très-légère, guérison.

He... Pierre, 30 ans, cigarier, entre le 15 février 1869 à l'hôpital Necker, service de M. Guyon, Saint-Vincent, n° 3.

Une seule chaudepisse il y a huit ans ; l'écoulement dura sept mois et fut douloureux pendant deux ou trois mois ; pas d'injections. Depuis sa blennorrhagie le malade urinait moins bien qu'auparavant ; la miction se faisait plus lentement. Il y a cinq ans, il est pris sans cause connue d'une rétention d'urine complète ; on essaye en vain de le sonder avec une sonde d'argent et on fait saigner le canal ; une sonde en gomme n° 11 ou 12 passe et on l'engage à continuer l'usage des bougies ; il suit ce conseil assez irrégulièrement mais tombe bientôt au n° 9. Il y a deux ans, la bougie 9 ne passant pas, il abandonne tout traitement ; le jet devient très-petit, la miction, très-lente, dure cinq à six minutes, et bientôt il n'urine plus que goutte à goutte, souvent la miction est douloureuse. Les urines, habituellement claires, ont eu, il y a deux mois environ, un dépôt blanc. Enfin, depuis quatre ans environ, il se sent de temps en temps un peu mouillé.

État actuel. On rencontre en arrière des bourses et en avant du bulbe un rétrécissement que ne franchit pas l'explorateur 8 ; la bougie filiforme passe et on la fait garder cinq minutes. — Graine de lin, 4 portions.

Jusqu'au 22 février on introduit chaque jour la bougie fine et le malade la garde de dix à quinze minutes ; puis pendant deux jours elle ne passe pas. Jusqu'au 4 mars tantôt elle passe, tantôt elle ne passe pas, et elle provoque un peu d'uréthrite.

4 mars. La bougie, courbée en baïonnette, pénètre on arrive le 6 mars, au n° 6, puis survient un nouvel arrêt.

Le 10. On commence à introduire une grosse bougie de cire en avant du rétrécissement, et on tâche ensuite de faire passer la bougie fine, mais toujours sans succès.

Le 15. Tentative d'uréthrotomie interne indiquée par l'étroitesse du rétrécissement et la position excentrique de l'orifice, qui rend le cathétérisme très-difficile. La bougie a été introduite, mais le conducteur cannelé ne passe pas, le canal est rigide et le rétrécissement étroit, de sorte que la bougie conductrice, très-serrée, se replie au lieu d'avancer.

Le malade rend dans l'après-midi quelques gouttes de sang, mais aucun accident ne se produit.

Au bout d'un jour de repos on recommence à passer la bougie, et le 22 mars on pratique l'uréthrotomie.

Le malade a pris 0,20 sulf. quin et un lavement.

La bougie et le conducteur pénètrent; lame 23 sur la concavité : on coupe un rétrécissement pénien, puis au niveau du bulbe un second rétrécissement très-long et très-dur. Douleur vive, écoulement d'une petite cuillerée de sang, pas d'écoulement d'urine. Sonde n° 19 sur conducteur, l'introduction en est assez douloureuse. Sulf. quin. 0,60. Cat. gr. de lin, 6 pot. — Soir. Pouls 76, temp. 37o,4 ; pas de frissons.

Le 23. Pouls 80, temp. 37o,6. On enlève la sonde; la première miction est douloureuse au commencement et à la fin. Écoulement d'un peu de sang; la deuxième miction n'est douloureuse qu'à la fin. — Soir. Pouls 84, température 37o,6. Le malade, qui avait un peu d'angine, est pris d'une éruption qui rappelle la scarlatine, mais qui s'accompagne de picotement dans les yeux, d'injection de la conjonctive sans bronchite, et qui est peut-être due au sulfate de quinine. Céphalalgie.

Le 24. Pouls 104, temp. 38o,8. Cette nuit le malade a eu un frisson de deux heures, accompagné de douleurs de ventre; il n'a pas été à la selle depuis quatre jours; il a uriné à plusieurs reprises un peu de sang; les reins sont douloureux à la pression, surtout le droit. L'éruption persiste. Sulf. quin. 0,60, thé. — Pouls 92, temp. 38e,2. L'éruption pâlit.

Le 25. Pouls 88, temp. 38o,6. Le malade a eu un nouveau frisson cette nuit, la langue est un peu sale, mais humide. L'éruption a presque disparu et s'est convertie par places en vésico-pustules très-fines.

Les urines sont troubles, à dépôt muqueux, encore un peu de sang. Verge et périnée normaux.—Thé, bouill., pot. Sulf. quin. 0,40.—Soir. Pouls 100, temp. 39o,4. Le malade a uriné du sang en assez grande quantité; pas de frissons.

Le 26. Pouls 84, temp. 37°,2. Le malade a eu des sueurs abondantes jusqu'à ce matin. Lavement émollient. Sulf. quin. 0,40. Thé. — Soir. Pouls 80, temp. 36°,9.

Le 27. Pouls 76, temp. 37°,1. Encore un peu de sang; légère desquamation au cou. — Soir. Pouls 72, temp. 37°,2. Un peu de sueurs dans la journée. Il n'a pas uriné de sang.

Le 28. Pouls 60, temp. 36°,7. Le malade a souffert en arrivant et a encore rendu un peu de sang. Pas de douleurs rénales ; pas de fréquence de la miction. Canal non douloureux. — Soir. Pouls 80, temp. 36°,9.

Le 29. Pouls 78, temp. 37°. État général bon. — Soir. Pouls 68, température 37°,1. La miction est peu douloureuse ; cependant il rend encore quelques gouttes de sang : en pressant le canal, qui est indolent, on fait sortir une goutte de liquide clair, grisâtre.

Le 30. Pouls 68, temp. 37,1. — Soir. Pouls 72, temp. 36°,5. Le malade éprouve de la douleur en urinant et est obligé à quelques efforts. Il ne s'écoule plus de sang.

Jours suivants, id.

2 avril. Onzième jour après l'opération, le n° 19 passe facilement sans douleur, sans faire saigner ; on ne la laisse qu'une minute. Dans l'après-midi il rend un peu de sang.

Le 5. Le n° 19 passe facilement ; il la garde un quart d'heure et ne rend pas de sang.

Les jours suivants on introduit les n° 19 et 20, ce dernier fait un peu saigner ; on le laisse reposer et on en revient au n° 19.

Le 12. Le malade se passe lui-même le n° 19. Il a un peu d'uréthrite qu'on traite par les injections de sulfate de zinc et de tannin ; elle cesse à peu près complétement.

Le malade quitte le service le 21 avril, se passant facilement le n° 19 ; il continuera à le faire tous les jours. Il revient le 26 juin ; l'uréthrite a cessé définitivement quinze jours après sa sortie ; depuis lors il pisse bien et se passe la bougie 19. L'explorateur 21 arrive facilement dans la vessie ; on l'engage à persévérer à se passer le n° 19.

OBSERVATION IX (N° 47).

Rétrécissement irritable et élastique, dilatation bornée, uréthrotomie, uréthrite légère.

Da... (Félix), 32 ans, cocher, entre, le 23 septembre 1869, à l'hôpital Necker, service de M. Guyon, Saint-Vincent, n° 12.

Cet homme a eu une première chaudepisse à l'âge de 14 ans. Elle a duré fort longtemps, et il ne l'a soignée qu'au bout de deux ans, lorsqu'il est venu à Paris ; il a fait alors des injections assez douloureuses, et n'a pu se débarrasser depuis de la goutte militaire. A cette première chaudepisse en ont succédé plusieurs autres ; la dernière a été contractée il y a six mois.

Le malade pisse mal depuis trois ans : le jet est devenu petit, puis bifide, la miction lente et fréquente ; il met actuellement 5 à 6 minutes pour uriner, et est obligé de faire des efforts violents. Jamais de fièvres, ni de douleurs rénales ou vésicales.

Il a été soigné à Lariboisière pour son dernier écoulement, puis pour son rétrécissement, par M. Mauriac, qui lui a fait, il y a quatre mois, un traitement par la dilatation, et est arrivé au n° 12. Depuis quatre mois pas de traitement ; le jet, toujours bifide, a de nouveau diminué ; il souffre en urinant et fait beaucoup d'efforts.

État actuel. Reins et vessie indolores ; l'urèthre forme en arrière des bourses un corps dur.

L'explorateur n° 21 est arrêté immédiatement en arrière des bourses ; il en est de même jusqu'au n° 8, qui franchit l'obstacle et pénètre dans la vessie. Le n° 9 ne passe pas.

Le 25 septembre. Le n° 9 passe facilement : le garder deux heures ; il s'écoule une goutte de pus.

Le 27. Le n° 9 ne passe pas ; n° 8, vingt-quatre heures.

Le 28. N° 8, une heure.

Le 29. Le n° 9 ne passe pas ; cependant le malade urine mieux ; le jet n'est plus bifide ; n° 8, une heure et demie.

Le 30. Le 8 et le 9 passent ; une demi-heure.

1er octobre. Le 8 passe, le 9 ne passe pas.

Le 2. Le 8 passe, le 9 s'engage, mais ne passe pas.

Le 3. Le 8 passe, le 9 s'engage, et après 10 minutes de séjour passe facilement ; une demi-heure. Les jours suivants, on fait passer au malade la bougie d'avance, le numéro supérieur passe alors ; on arrive ainsi, le 13 octobre, à passer le n° 12 ; mais il survient des douleurs dans le canal, et on retombe au n° 11.

Le 19. On en est revenu au n° 12 ; le malade souffre beaucoup dans la journée en urinant ; la miction continue à se faire avec efforts et douleurs ; il y a un écoulement assez abondant. Le malade désire l'uréthrotomie, qui est du reste indiquée, puisqu'il présente un rétrécissement irritable, peut-être élastique, et qui ne se laisse pas dilater au delà du n° 10 ou 11.

Le 21. Puls. 72, temp. 37°, sulf. quin. 0,20. — Lavem. émoll. — Soir. Puls. 72, temp. 37°.

Le 22. Uréthrotomie interne ; lame 23, une seule section en allant et en revenant ; les tissus sont peu durs. Pas de douleurs ; deux ou trois gouttes de sang ; sonde n° 19 à bout coupé, introduite très-facilement sur conducteur. Après l'opération, puls. 72, temp. 36°. — Sulf. quin. 0,60 ; catap. sur le ventre et le périnée ; bouill., pot. — Soir. Puls. 80, temp. 37°4. Aucune douleur, aucun frisson, aucun malaise, reins indolores, langue nette, bon appétit.

Le 23. Puls. 80, temp. 37°6. Le malade a eu, pendant la nuit, des envies assez fréquentes d'uriner : les urines ne contiennent pas de sang, mais un dépôt assez abondant. On enlève la sonde. — Sulf. quin. 0,40, catap.; 1 port., tisane d'uva ursi. — Soir. Puls. 92, temp. 37°5 ; le malade n'a uriné que deux fois ; il y a eu de la douleur et un peu d'écoulement sanguin, à la première miction surtout. Reins indolores, pas de frisson.

Le 24. Puls. 80, temp. 37°. Bon sommeil ; légère douleur en urinant, et un peu d'écoulement sanguin de moins en moins abondant. Il urine à gros jet. — Soir. Puls. 76, temp. 38°. Le malade vient d'avoir, à cinq heures, un très-léger frisson et un peu de sueurs. Reins et vessie indolores. — Sulf. quin. 0,20.

Le 25. Puls. 96, temp., 38°8. Les urines ont toujours du dépôt ; pas de douleur, sauf en urinant ; pas de céphalalgie, langue nette. — Sulfate de quinine, 0,40. — Soir. Puls. 92, temp. 38°5. Etat général bon.

Le 26. Puls. 88, temp. 37°8. Douleur moins vive en urinant ; dépôt moins abondant dans les urines qui sont rendues en plus grande quantité à la fois. — Soir. Puls. 96, temp., 38°5. Aucune douleur.

Le 27. Puls. 88, temp. 37°6. Aucune douleur ; cependant il pisse un peu moins bien, et plus souvent que les jours précédents : une dizaine de fois dans les vingt-quatre heures ; 4 port.; il se lèvera. — Soir. Puls. 82, temp. 38°2.

Le 28. Puls. 96, temp. 37°8. Il a uriné six fois dans les vingt-quatre heures. — Soir. Puls. 88, temp. 38°2. Le malade se plaint de douleurs plus vives en urinant.

Le 29. Puls. 80, temp. 38°1. Douleurs dans le bas-ventre et dans la verge quand il urine ; le ventre n'est pas sensible à la pression ; la miction est encore fréquente ; langue nette ; repos au lit. — Lavement laudanisé, catapl. — Soir. Puls. 92, temp. 39°3. Douleurs assez vives dans le bas-ventre, au niveau de la vessie ; pas de douleurs de reins.

Le 30. Puls. 96, temp. 37°8. Les douleurs dans le bas-ventre persistent ; pas d'autre accident. — Sulf. quin. 0,40 ; bain, lav. — Soir. Puls. 88, temp. 38°4. Les douleurs dans le bas-ventre ont cessé ; il souffre encore un peu dans la verge en urinant ; quatre mictions dans la journée.

Le 31. Puls. 76, temp. 37°2. — Soir. Puls. 80, temp. 38° ; il n'y a plus qu'une légère douleur en urinant ; douleur passagère dans l'aine droite.

Le 1er novembre. Puls. 88, temp. 37°4. Très-légère douleur en urinant. — Soir. puls. 88, temp. 37°9. On permet au malade de se lever.

Le 2. Puls. 80, temp. 37°4. Les douleurs en urinant diminuent ; mais il y a à chaque miction un peu de douleur dans le bas-ventre. — Soir. Puls. 80, temp. 37°4 ; id. écoulement uréthral assez abondant, qui reparaît aujourd'hui.

Les jours suivants, l'état reste bon et l'écoulement diminue ; les mictions sont moins fréquentes, mais les urines déposent encore un peu.

Le 9. Le dix-neuvième jour après l'opération on passe le n° 19 avec la plus grande facilité, et on le retire immédiatement. Cependant, le canal a un peu saigné à la première miction qui a suivi le passage de la bougie. Pas d'accident.

Le 11. L'écoulement persiste ; on prescrit des injections au sulfate de zinc et au tannin.

Le 12. Le n° 19 passe très-facilement ; on la retire immédiatement ; un peu de sang à la première miction.

Le 15. Le n° 19 est laissé dix minutes ; pas d'écoulement sanguin. Les jours suivants on passe le n° 19, et on le laisse 10 minutes sans aucun accident ; l'écoulement uréthral gommeux persiste, mais peu abondant. On fait, à partir du 19 novembre, des injections de six gouttes de solution d'azotate d'argent, au 50°, qu'on porte sur le point douloureux du canal, avec l'explorateur perforé.

Le malade se passe lui-même le n° 19 ; et, comme il a un peu de peine, on descend au n° 17 ; il n'y a d'écoulement qu'après le passage des bougies.

Le 30. Le malade quitte l'hôpital ; il pisse bien , l'écoulement est nul ; il se passe lui-même facilement les n°° 17 et 19, et on l'engage à continuer à le faire.

OBSERVATION X (N° 46).

Rétrécissement irritable, dilatation bornée, uré.hrotomie, sonde laissée quarante-trois heures par oubli, uréthrite, guérison.

Pin (Jean-Baptiste), 53 ans, rémouleur, entre, le 25 mai 1869, à l'hôpital Necker, service de M. Guyon, Saint-Vincent, n° 6.

Chaudepisse à l'âge de 18 ans ; elle dure un an et est suivie de goutte militaire pendant deux ou trois ans ; le malade fait des injections d'eau blanche. Pas d'écoulement depuis. Il pisse bien jusque il y a huit ans. A cette époque il est pris, sans autre cause que la fatigue du travail, d'une tuméfaction dure des bourses ; la miction devient très-difficile. Le Dr Lombard incise cette infiltration ; il s'écoule du pus mêlé d'urine, et il se met à pisser à la fois par le méat et par l'incision restée fistuleuse. M. Lombard dilate graduellement le canal, et le cautérise ainsi que la fistule qui se forme au bout de trois mois, laissant une cicatrice déprimée. Il urine bien pendant quelque temps , mais, il y a cinq ans, le jet diminue, devient très-petit ; il pisse très-lentement, avec effort, et l'urine tombe presque sur ses pieds. M. Lombard lui passe des bougies, et il continue à se sonder ; mais il ne peut bientôt introduire que de fines bougies, et entre une première fois dans le service, en février 1868. Traitement par la dilatation graduelle pendant un mois ; il continue à se passer la bougie 9 jusqu'au mois de mars, mais alors il est obligé de prendre des numéros inférieurs. Il entre dans le service de M. Laboulbène, pour un érysipèle de la face et de la diarrhée. Guéri de son érysipèle, il passe à la salle Saint-Vincent.

État actuel. Jet petit, miction non-douloureuse, urines claires. Reins indolores ; le ventre est sensible à la pression. Prostate normale ; en arrière et à droite on trouve deux ou trois indurations au niveau de la vésicule séminale. Le canal est induré et volumineux dans sa portion périnéale Le malade est sujet à la diarrhée et a eu quelques accès de fièvre.

Les explorateurs 10 à 14 sont arrêtés au fond de la fosse naviculaire.

Le nº 13 est arrêté à la racine de la verge.

Le nº 8 est arrêté dans la région du bulbe.

La bougie 7 passe, à frottement dans la région périnéale, et arrive dans la vessie. — Graine de lin, bismuth, 10 gr. ; 2 port.

28 mai. Bougie nº 6 gardée un quart d'heure.

Le 29. Nº 6 et nº 7.

Le 30.   Id.

1er juin. Nº 7 (le 8 ne passe pas) ; la garder deux heures.

Le 2. Le nº 7 est serré aujourd'hui.

Le 3. Le nº 7 ne pénètre qu'incomplétement (une heure).

Le 4. Le nº 7 et le nº 8 passent.

On arrive par la dilatation graduelle, la bougie étant gardée cinq minutes, à passer le 14 juin le nº 10. Mais, le 15, on est obligé de revenir au nº 9 ; on la fait garder deux heures d'abord, puis quatre heures, puis huit heures. Au bout de quelques heures elle est moins serrée ; le malade pisse malgré la bougie, et il ne se produit pas d'uréthrite avant le 19 juin. Il y a depuis lors un peu de cuisson dans le canal ; la bougie revient enduite de mucus, et il se fait un peu d'écoulement, mais on ne peut dépasser le nº 9.

Le 24. On place une bougie fine nº 3 à demeure ; on la laisse deux jours.

Le 26, le malade a un peu souffert dans le canal en urinant et sans uriner ; les nos 9 et 10 passent ; le nº 11 ne passe pas ; on laisse le nº 10 une demi-heure. Pas d'écoulement.

28 juin, nº 11.

29 juin, nos 10 et 11.

30 juin, nos 10 et 11 très-serrés.

Le 1er juillet, le nº 10 passe, le nº 11 ne passe pas ; on met une bougie fine à demeure.

2 juillet, le nº 11 ne passe pas mieux. Quelques douleurs dans la verge, très-peu d'écoulement.

3 juillet, le nº 11 passe à frottement ; un peu d'écoulement et douleurs pour uriner.

5 juillet, le nº 11 passe ; le nº 12 ne passe pas ; bougie nº 6 à demeure.

6 juillet, le malade n'a pu supporter la bougie et l'a enlevée à 4 heures ; pas d'écoulement ; le nº 10 ne passe pas. Repos. La dilatation est bornée au nº 9 ; la dilatation graduelle et les bougies à demeure ne réussissent pas ; on fera l'uréthrotomie.

9 juillet, tentative infructueuse ; on ne peut introduire la bougie conductrice.

12 juillet, le malade a pris 0,20 sulf. quin. et un lavement. On introduit facilement la bougie et assez facilement le conducteur cannelé ; lame nº 23 sur la concavité ; le malade urine quelques gouttes pendant la section. Douleur très-vive, écoulement de quelques gouttes de sang. — La lame coupe en trois points : dans la fosse naviculaire, dans la région pénienne et au

bulbe. En ce dernier point l'instrument coupe encore au retour. La sonde n° 19 ne passe pas ; la sonde n° 16 passe après quelques difficultés. Pas de sang dans les urines.

Après l'opération, puls. 88, temp 37o6. — Sulf. quin. 0,60, cataplasmes ; bouillon, pot. — Soir, puls. 92, temp. 38o2. Langue un peu blanche, pas de sang dans les urines.

13 juillet. Puls. 76, temp. 38o. Aucun malaise. — Sulf. quin. 0,40 ; 2 port. — Soir. Puls. 92, temp. 38o7. Etat excellent. La sonde est laissée par oubli, et le malade la retire à cinq heures du matin, à cause de douleurs dans la verge ; elle est restée quarante-trois heures en place.

14 juillet. Puls. 88, temp. 37o8. Un peu d'écoulement uréthral ; gonflement du prépuce ; pas de fièvre ; le malade urine souvent et avec cuisson. Cesser le sulf. quin. — Soir. Puls. 84, temp. 38o2.

15 juillet. Puls. 76, temp. 37o9. Le malade pisse assez bien ; le jet est gros, mais éparpillé ; il pisse toutes les heures avec douleur Les urines sont troubles ; le gonflement de la verge diminue. — Soir. Puls. 88, temp. 38o2. Le malade urine plus souvent.

16 juillet. Puls. 88, temp. 38o. Le malade nous montre un petit abcès de la fesse, sans aucun rapport avec le canal, et superficiel ; il rend compte probablement de la légère élévation de température ; on l'incise. — Catapl. — Soir. Puls. 84, temp. 38o3.

17 juillet. Puls. 72, temp. 37o4. Le malade pisse moins souvent, mais toujours avec douleur. Les jours suivants l'état est bon ; la miction diminue de fréquence ; la température est à peu près normale.

20 juillet. Le neuvième jour après l'opération, le n° 16 passe facilement, mais en occasionnant une vive douleur ; la miction redevient plus fréquente.

22 juillet. Le n° 16 est passé dès lors tous les deux jours, puis tous les jours ; on arrive alors au n° 17, qui est un peu serré, et qu'on laisse une demi-heure en place.

6 août, le 17 passe, est serré, mais ne produit pas de douleur. Il pisse bien et pas trop souvent. Le malade quitte l'hôpital le 17 août.

OBSERVATION XI (N° 48).

Rétrécissement élastique et irritable, dilatation bornée, uréthrotomie, uréthrite
(Voir le tracé thermom. n° 4).

D... (Claude), 27 ans, tourneur, entre le 7 octobre 1869 à l'hôpital Necker, service de M. Guyon, salle Saint-Vincent, n° 7.

Le malade a eu une seule chaudep'sse, il y a sept ou huit ans ; elle a traîné pendant dix-huit mois, et depuis lors le canal n'a jamais été sec : de temps en temps il a eu de petites recrudescences. Le malade a fait des injections douloureuses. A la même époque, il a eu un chancre et des accidents secondaires, dont il porte les traces. Il y a deux ans environ que son jet a commencé à diminuer, que la miction est devenue plus lente et a nécessité des efforts; et depuis un an il s'y est ajouté des douleurs dans le canal quand il urine; il perd de l'urine pendant seize ou vingt minutes quand il a fini de pisser. Du reste, il urine toujours avec un jet, très-fin il est vrai; ce sont les douleurs et les efforts qui le tourmentent, et l'ont amené à entrer à l'hôpital. Il y a six mois, le malade a eu pendant trois mois des accès de fièvre; depuis un an il a fait plusieurs traitements par la dilatation, mais sans persévérance; dès qu'il cessait de se passer des bougies, le jet redevenait très-rapidement petit; il n'a pas été uréthrotomisé.

État actuel. La vessie n'est pas sensible; les reins sont actuellement non douloureux spontanément et à la pression; le malade a eu depuis sa chaudepisse quelquefois des douleurs rénales. Au toucher on trouve la prostate petite, et le bas-fond vésical souple et indolent.

L'explorateur n° 18 est arrêté au fond de la fosse naviculaire.

Le n° 15 passe et s'arrête au milieu de la région pénienne.

Le n° 12. Id.

Le n° 9. arrive dans la vessie.

8 octobre. Bougie n° 8 gardée une demi-heure.

Le 9. N° 9 demi-heure.

Le 11. N°s 10 et11.

Le 12. Id.

Le 13. Le n° 10 passe, le n° 11 ne passe pas; le malade commence à avoir un peu d'écoulement uréthral.

Le 14. L'écoulement augmente et s'accompagne de douleurs dans le canal; repos.

Le 15. Le n° 11 passe facilement.

Le 16. N° 11; l'écoulement persiste; mictions moins fréquentes et plus abondantes.

Le 17. Le 11 passe, le 12 ne passe pas.

Le 18. Id.

Le 19. Le n° 11 et le n° 12 passent.

Le 20. N°s 11 et 12.

Le 21. Le n° 11 passe; le 12 ne passe pas; écoulement assez abondant et gêne très-grande de la miction.

Le 22. Le n° 11 est serré. Le malade pisse mal depuis plusieurs jours, avec effort et peu à la fois, après le passage de la bougie; ce n'est que le soir que la miction redevient plus facile.

Le 23. Le n° 11 ne passe pas; même écoulement, même difficulté pour uriner; le malade se plaint en outre d'avoir la nuit des érections douloureuses.

Le 24. Le n° 11 passe, mais est très-serré. Même gêne de la miction; le malade demande à être uréthrotomisé; l'opération est indiquée; en effet nous sommes en présence d'un rétrécissement irritable, incomplétement dilatable et de plus élastique d'après le résultat des traitements antérieurs.

Le 25. Le 11 ne passe pas. On laisse le malade au repos, on lui fait prendre des bains, et une prise de 0,20 sulf. quin., le matin.

Le 28. P. 72, t. 37o2. — Soir. P. 88, t. 37o2.

Le 29. P. 76, t. 37º. Le malade a pris 0,20 sulf. quin. et un lavement. Uréthrotomie interne; le conducteur cannelé est introduit facilement; lame 23 sur la concavité, elle fait quatre sections en allant et trois au retour ; les tissus sont médiocrement durs ; l'opération n'est pas douloureuse, et il s'écoule cinq à six gouttes de sang. On essaie d'introduire la sonde 18 à bout coupé sur conducteur, mais on éprouve de la résistance ; on fait saigner les plaies, et on provoque de la douleur ; on introduit alors facilement la sonde nº 16. Il s'écoule quelques gouttes de sang avec les premières gouttes d'urine. — Après l'opération P. 76, t. 37°. Sulf. quin., 0,60 en trois prises. Catapl. sur le ventre et le périnée; repos; bouill. pot. — Soir. P. 72, t. 37º2. Un peu de douleur à la pression hypogastrique ; pas de douleur en urinant; un peu de sang et de mucus le long de la sonde ; urines claires, pas de céphalalgie, appétit.

Le 30. P. 72, t. 37º4. Pas de fièvre, aucun malaise, le malade a bien dormi, a pissé peu souvent, sans douleur. Aucune douleur du côté de la vessie, des reins, du périnée. Les urines contiennent une très-petite quantité de sang. Langue nette, appétit, pas de céphalalgie. — Sulf. quin. 0,20. 2 port. — Soir. P. 72, t. 37º2. Aucun accident; on enlève la sonde qui est restée 32 h. en place ; il s'écoule quelques gouttes de sang et de mucus.

Le 31. P. 68, t. 37º2. Le malade a pissé deux fois cette nuit à gros jet ; il n'a pas rendu de sang et n'a éprouvé qu'une très-légère douleur. Cesser le sulf. quin. — Soir. P. 92, t. 37°8. Ni frisson, ni fièvre ; aucune douleur de reins, presque pas de douleur en urinant. Légère douleur dans le haut de la cuisse.

1er novembre. P. 104, t. 39º2. Le malade a eu hier soir vers dix heures un petit frisson, suivi de chaleur, et de sueurs peu abondantes. Ce matin malaise, céphalalgie, langue jaunâtre. Il se plaint de quelques douleurs lombaires, la pression sur la masse sacro-lombaire est un peu douloureuse; en avant la pression ne provoque pas de douleur ; la vessie n'est pas sensible. Catapl.; lav. laud.; sulf. quin. 0,60. Thé. — Soir. P. 88, t. 37º6. Les reins ne sont pas douloureux ; céphalalgie, langue nette.

Le 2. P. 76, t. 37º2. Aucun accident, sauf un peu d'érythème des bourses. Langue nette. Il a pissé une seule fois cette nuit à gros jet. Sulf. quin. 0,20. 1 port. — Soir. P. 72, t. 37º3. État général très-bon. Il a uriné une seule fois, et sans douleur.

Le 3. P. 68, t. 36º2. Pas de douleurs, pas d'accidents, constipation. E. de Sedlitz). Bourdonnements d'oreilles. — Cesser le sulf. quin. — Soir. P. 72, t. 36º8.

Le 4. P. 60, t. 36°6. Écoulement uréthral abondant, peu trouble. Il pisse bien, rarement, sans douleur; il n'a pas pissé une seule fois cette nuit. On lui permet de se lever. — Soir. P. 72, t. 36°7.

L'état général reste bon; l'écoulement uréthral persiste, et le malade se plaint de douleurs au périnée et de picotements dans la verge quand il pisse;

il survient quelques douleurs dans le côté gauche de la poitrine, et on constate un peu de pleurésie sèche.

On prescrit des badigeonnages de teinture d'iode, et contre l'écoulement des injections au sulfate de zinc et au tannin.

Le 17. Vingtième jour après l'opération, le n° 16 passe avec un peu de difficultés, provoque de la douleur et est assez serré. L'écoulement diminue. Le malade se plaint de douleurs dans les jambes, probablement d'origine syphilitique. — On prescrit de l'iodure de potassium 2 grammes ; des bains sulfureux.

Le 18. Le n° 16 passe, on ne la laisse que 2 minutes ; elle provoque de la douleur. L'écoulement diminue ; mais n'a pas cessé ; on fait dès lors avec l'explorateur perforé des injections de 6 gouttes d'azotate d'argent au 50°, au niveau des points douloureux du canal.

L'écoulement diminue, sans le tarir complétement.

Le malade, les jours suivants, se plaint de douleurs un peu partout, dans les côtés, dans les jambes, au niveau de la masse sacro-lombaire, de l'os iliaque; les reins ne paraissent pas douloureux ; on lui fait des injections sous-cutanées, on prescrit le chloral ; le malade est profondément hypochondriaque. Il sort, sur sa demande, le 2 décembre. Le n° 16 ne passe pas ; le n° 14 passe avec une grande facilité ; le malade se plaint néanmoins d'une vive douleur. Excat. Il se passera le n° 14.

OBSERVATION XII (No 35).

Rétrécissement épais, étroit, rétention partielle, accidents fébriles, uréthrotomie, aucun accident (Voir le tracé therm. n° 2).

Bo..... (Benjamin), 51 ans, chineur, entre le 15 mai 1869, à l'hôpital Necker, service de M. Guyon, Saint-Vincent, n° 4.

Ce malade a eu trois blémorrhagiques de 18 à 21 ans ; l'une d'elles a été très-douloureuse sans être cordée ; il a eu une orchite double ; il n'a jamais fait que des injections de vin. Il a gardé la goutte militaire jusqu'à l'âge de 25 ans, sans avoir alors de gêne pour uriner. Pas d'autre maladie.

Il y a 16 ans environ, il est pris sans cause connue, d'envies d'uriner très-fréquentes, très-pénibles ; il urinait peu à la fois et avec peine ; il entre à la Clinique : on lui met des sangsues au périnée, on le sonde en faisant saigner le canal, et on retire une grande quantité d'urine. Au bout de quelques jours il sort pissant convenablement, mais ressentant des cuissons dans le canal ; le jet était petit et tombait presque sur ses pieds.

Il y a 6 ans il est obligé d'entrer dans le service de M. Civiale pour des abcès urineux, qu'on incise ; on lui fait ensuite 2 uréthrotomies internes et on lui passe le gros cathéter. Il sort urinant bien, se passe quelques bougies, et se néglige bientôt. Il y a quatre ans il rentre pour un nouvel abcès urineux ; incision et 2 uréthrotomies. Il ne se soigne pas plus que la première fois après sa sortie et voit bientôt son jet diminuer.

Les urines deviennent troubles; depuis 2 ans il souffre souvent de douleurs de reins ; depuis 5 ou 6 mois il a eu 7 ou 8 fois des accès de fièvre. Le jet est petit et très-faible.

Etat actuel. L'explorateur 20 est arrêté à la racine de la verge. Le 16 passe avec 2 ressauts et s'arrête en arrière du scrotum. Le 8 s'arrête au même endroit.

La bougie n° 3 pénètre dans la vessie.

Canal dur, noueux en arrière des bourses. Vessie pleine. Urine trouble, neutre, sans odeur. Reins indolores à la pression. Prostate un peu grosse, mais souple, non douloureuse. Pas de fièvre. — Graine de lin. Cat., 3 port.

Les 17, 18, 19, 20. La bougie 3 passe bien.

Le 21. En raison de l'épaisseur du rétrécissement, de son étroitesse, de la rétention partielle et des accidents (fièvre, douleurs de reins) que le malade a éprouvé depuis quelque temps, on fait l'uréthrotomie. L'introduction du conducteur est assez facile ; lame 22 sur la concavité. On sectionne 3 rétrécissements péniens, scrotale et bulbaire; la section est assez facile ; douleur modérée; à peine de sang. Sonde à bout coupé n° 19 introduite sur conducteur.—Sulf. quin. 0,60 en 3 pr.; cat.; repos.; bouill. pot. Après l'opération puls. 52, temp. 36°8. — Le soir. Puls. 52, temp. 37°6. Quelques élancements dans le périnée ; peu de sensation de brûlure ; un peu de sang.

Le 22. Puls. 56, temp. 37°9, on enlève la sonde, elle est couverte de mucus. Le périnée est douloureux, et le canal est un peu sensible le long du pénis. — Le soir. Puls. 68, temp. 38°7. Pas de douleurs, pas de maux de reins, soif.

Le 23. Puls. 56, temp. 37°9. Le malade a mal dormi; il a pissé très-souvent, avec douleur, peu à la fois; la vessie n'est pas sensible. Bain ; sulf. quin. 0,40. — Le soir. Puls. 52. temp. 37°8.

Le 24, puls. 76, temp. 37°6. A bien dormi, uriné sans peine et sans douleur. — Le soir, puls. 56, temp. 37°5 ; le malade a voulu se lever; canal non douloureux.

Le 25 mai, puls. 52, temp. 37°8. Etat général et local excellent. Cesser le sulf. de quin. On lui permet de se promener. — Le soir, puls. 56, temp. 37°8.

Le 26. Etat excellent. Le malade pisse bien. Bain.

Le 27. 7e jour après l'opération on passe le n° 19.

Le 28. Le 19 passe après quelques difficultés qu'on attribue à un plissement de la muqueuse. Le malade pisse bien, avec un peu de douleur. Etat général excellent.

Les 29, 30, 31 mai. N° 19.

Le 1er juin. Le malade a un peu souffert en urinant et vient de rendre un petit caillot; repos.

Reverdin.

8

Le 3. Le 19 passe bien,

Le 4. Il rend encore quelques petits caillots.

Le 5. No 19. Le malade urine mieux dans la soirée que le matin après le passage de la bougie.

Le 7. Exeat. Il emporte le no 19 qu'il se passera tous les jours.

OBSERVATION XIII (No 32).

Rétrécissement étroit, dilatation difficile et occasionnant des accidents,
uréthrotomie, pas de fièvre.

Kl.... (Félix-Antoine), 51 ans, chaudronnier, entre le 7 avril 1869, à l'hôpital Necker, service de M. Guyon, Saint-Vincent, no 7.

Deux blennorrhagies, la première à l'âge de 28 ans a duré deux mois, et il n'a pas fait d'injections; la seconde est survenue à l'âge de 35 ans, elle a duré environ trois mois et il a fait à la fin de son traitement des injections douloureuses; il n'a conservé depuis aucun écoulement par l'urèthre, pas de goutte militaire.

C'est il y a dix-huit mois ou deux ans qu'il s'est aperçu pour la première fois d'une lenteur inaccoutumée de la miction, qui se faisait du reste sans efforts et sans douleurs. Cet état a été en s'aggravant peu à peu; depuis deux mois seulement il en souffre réellement; il éprouve à chaque miction une sensation de brûlure dans le canal; le jet est devenu petit; il lui faut dix minutes pour rendre environ un demi-verre d'urine; depuis trois semaines il est obligé de faire des efforts violents, et quand il croit avoir fini de pisser, quelques gouttes s'écoulent dans son pantalon. Il n'a jamais eu ni frissons, ni accès de fièvre, mais il a éprouvé dans ces derniers temps quelques douleurs dans les reins; pas de douleurs hypogastriques.

La pression ne provoque ni douleurs rénales, ni douleurs vésicales; la vessie se vide mal et reste toujours assez pleine. L'urine est un peu trouble, acide, elle ne contient ni sucre, ni albumine. Au toucher la prostate est normale, les vésicules séminales, les canaux déférents souples et faciles à explorer. Les testicules sont sains.

On trouve tout le long de l'urèthre un cordon induré. Le canal est particulièrement dur dans la région scrotale et périnéale où on trouve des viroles inégales.

(Le malade n'a subi aucun traitement).

L'explorateur 20 pénètre jusqu'à la racine de la verge, mais on sent 2 rétrécissements dans la fosse naviculaire, un rétrécissement à 6 c. du méat. En retirant l'instrument on sent un ressaut avant d'être arrivé à 6 c.

Les explor. 16, 10 et 8 sont tous arrêtés à la racine de la verge. Une bougie filiforme no 5 est arrêtée profondément dans la région du bulbe; l'expl. no 4 arrive dans la vessie.

Bain. Graine de lin, 4 port.

Le 9 avril. No 4, gardé 10 min.

Le 10. Le n⁰ 4 s'engage, mais ne passe pas.

Le 11. Le n⁰ 4 passe.

Le 12. Le n⁰ 4 ne passe pas.

Le 13. Le n⁰ 4 passe. Le malade éprouve en urinant une sensation de brûlure dans le canal et est obligé de faire de grands efforts. — Le soir, il a un petit accès de fièvre. On continue à passer le n⁰ 4, il provoque un peu d'uréthrite.

Le 16. Le n⁰ 4 et le n⁰ 5 passent ; bain.

Le 17. Le n⁰ 5 et le n⁰ 6 passent, le garder 10 min.

Le 20. On arrive au n⁰ 7, et le 22 au n⁰ 8 par la dilatation graduelle, la bougie étant laissée 5 à 10 min.

Le 23. Le malade n'a pas éprouvé hier de douleur à l'introduction de la bougie ; il ne s'est pas écoulé de sang, et il n'y a pas eu d'abord de gêne de la miction ; mais trois heures après il n'a plus pu pisser que goutte à goutte, en éprouvant une vive cuisson ; la miction a été plus fréquente que d'habitude, à 2 heures du matin il a été pris d'un frisson d'une demi-heure, suivi de chaleur et de sueurs ; ce matin les douleurs dans le canal persistent ; il a eu une douleur passagère au niveau du rein droit ; la pression n'est pas douloureuse actuellement. La vessie est vide, non douloureuse. La face est rouge ; puls. 88, temp. 38⁰1. Sulf. quin. 0,40, lavement, catapl. graine de lin, bouil. pot. — Le soir, puls. 84, temp. 38⁰2 ; la fièvre a à peu près cessé ; il n'a pissé que 2 fois.

Le 24, puls. 72, temp. 37⁰. Miction normale ; le malade se plaint de douleurs de reins ; l'appétit est revenu. Cesser la quinine, 2 port. (les urines ne sont pas albumineuses). — Le soir, puls. 88, temp. 37⁰7. Douleurs de reins moins vives ; les douleurs dans le canal diminuent également ; un peu d'écoulement.

Le 25, puls. 72, temp. 36⁰9. Encore un peu de douleurs de reins, pas de sensibilité à la pression. — Le soir, puls. 100, temp. 38⁰.

Le 26. Le n⁰ 6 passe facilement. On arrive par la dilatation graduelle, la bougie étant gardée un quart d'heure, a passer le 30 avril le n⁰ 11 ; la bougie est serrée et le malade éprouve après l'avoir retirée une gêne de la miction qui cesse d'elle-même ; pas de frissons, pas de fièvre. On continue la dilatation graduelle.

Le 11 mai. On est arrivé au 17 qui provoque de la gêne de la miction.

Le 13. Même état hier, qu'avant-hier, c'est-à-dire impossibilité d'uriner jusqu'à 5 heures ; puis la miction redevient facile ; mais le malade a eu en outre une douleur passagère au niveau du rein gauche. Bain, repos.

Le 14. Le n⁰ 17 ne passe pas ; on est obligé de revenir au n⁰ 16 ; la dilatation ne pouvant être poussée plus loin sans provoquer des accidents, surtout du côté du canal lui-même, qui est irritable, et cette dilatation étant insuffisante, on se prépare à l'uréthrotomie.

Le 26, puls. 80, temp. 36⁰4. Uréthrotomie interne. Lame 23 sur la concavité ; la lame racle dans la région pénienne et sectionne deux rétrécissements bulbaires, peu durs; pas de douleur, peu de sang. Le malade a laissé échapper un peu d'urine sur le conducteur avant la section. Sonde à bout coupé 19. Sulf. quin. 0,60. Catapl. bouill. pol. — Le soir, puls. 72, temp. 37°5, pas de douleur; les urines contiennent une très-petite quantité de sang.

Le 27, puls. 76, temp. 37°4. La sonde est bien supportée; le malade n'a pas souffert, il a bien dormi; sulf. quin. 0,40. — Le soir, puls. 100, temp. 37°9. On enlève la sonde ; elle est couverte d'une petite couche de mucus.

Le 28, puls. 76, temp. 37°6. Très-légère douleur dans le canal en pissant; bon sommeil. Cesser la quinine. — Le soir, puls. 84, temp. 37°6.

Le 29, le malade se lève aujourd'hui et se promène dans la salle sans souffrir. Bain.

Même état les jours suivants; cependant le malade rend le 1er juin, un peu de sang en pissant.

Le 2. 8e jour après l'opération le no 19 passe facilement et on le laisse 5 min.; après l'avoir retiré le malade a rendu un peu de sang et a été un peu gêné pour uriner.

Le 3. Repos.

Les jours suivants on passe le no 19 et on le laisse 5 min.; le malade éprouve un peu de gêne pour uriner quand il la retire, et le 6 juin il a un petit frisson, suivi de fièvre et d'un peu de douleur de reins. On donne du sulfate du quinine; la fièvre se calme et on reprend le 11 juin la dilatation tous les deux jours.

Le 17, le malade a depuis quelques jours un peu d'écoulement. Inj. au sulf. de zinc.

Le 22, le malade se passe lui-même le no 17 avec facilité. L'écoulement diminue beaucoup; le malade ne souffre plus et pisse bien. Les urines sont un peu troubles après l'injection (bourgeons de sapins.)

On se convainct du reste que ce trouble est dû au mélange de l'injection avec l'urine.

Le 28. Exeat. Le malade pisse bien; il a encore un très-léger écoulement; on lui donne une bougie no 17 qu'il se passera trois fois par semaine.

OBSERVATION XIV (no 34).

Rétrécissement étroit, compliqué d'accidents du côté des reins et de la vessie,
uréthrotomie, aucun accident.

Ch..... (Henri), 34 ans, peintre sur porcelaines, entre, le 12 avril 1869, à l'hôpital Necker, service de M. Guyon, salle Saint-Vincent, no 17.

Cet homme a eu trois chaudepisses; la première à l'âge de 15 ans; elle a duré environ deux ans, elle a été douloureuse pendant les trois ou quatre premiers mois, et le malade a fait des injections de sulfate de zinc et d'eau blanche. Depuis lors il a toujours un peu d'écoulement, une goutte le matin. A deux reprises, il y a six ans et il y a cinq ans, il a de nouveau contracté la blennorrhagie : même traitement. Il n'avait éprouvé aucune gêne de la miction et ne conservait qu'une goutte militaire, lorsqu'il y a cinq ans à peu près, il est pris, à la suite d'un abus de bière, d'une rétention d'urine subite et complète. Il entre à l'hôpital Saint-Louis, on lui passe des bougies en gomme et on le sonde avec la sonde d'argent. Traitement par la dilatation pendant quinze jours.

Depuis lors il a continué à observer chez lui de la lenteur de la miction; qui se fait par un jet petit et faible; il entre deux fois à Necker, dans le service de M. Civiale, qui lui fait chaque fois deux uréthrotomies et dilate ensuite jusqu'aux gros cathéters; chaque fois il sort pissant bien, se passe pendant quelque temps des bougies, mais ne tarde pas à se négliger.

L'été dernier il entre dans le service de M. Guyon, suppléé par M. Horteloup, qui dilate le rétrécissement par les bougies jusqu'au n° 16. Les symptômes du rétrécissement ont reparu cette fois plus vite qu'après les uréthrotomies; il est vrai que la dilatation avait été poussée moins loin. Il ne s'est pas soigné et il y a un mois qu'aucune bougie ne peut passer.

Depuis trois semaines environ, à la gêne de la miction, caractérisée par un jet en vrille tombant presque sur ses pieds, très-petit, la lenteur des mictions, se sont ajoutés des accès de fièvre revenant toutes les nuits, avec frissons, sueurs, soif vive, céphalalgie et nausées. Le malade est souvent pris de diarrhées qui durent un ou deux jours. Depuis trois semaines également il a perdu son appétit et ses forces, il se fatigue vite et a souvent des sueurs. Pas de douleurs rénales ou vésicales spontanées; quelques picotements à l'anus. Ajoutons qu'il a eu, il y a sept ou huit ans, un chancre du fourreau suivi d'accidents secondaires (croûtes, éruptions, plaques muqueuses). Il a été traité au Midi par M. Cusco, qui lui a fait prendre du proto-iodure et de l'iodure de potassium. Il a actuellement une éruption papuleuse sur la poitrine.

État actuel. Facies bon. La pression sur les régions rénales ne détermine de douleurs qu'en avant et à droite, mais elle est assez vive sur ce point. Un peu de douleur à la pression sur la vessie qui paraît se vider. La prostate fait saillie dans le rectum, elle est bilobée, le lobe droit est plus saillant que le gauche. Les vésicules séminales paraissent indurées; on ne les distingue pas facilement et la pression à leur niveau est douloureuse.

L'explorateur 22 franchit l'urèthre dans sa portion pénienne; le canal y est rugueux et sensible; il s'arrête immédiatement en arrière des bourses.

Une bougie fine est arrêtée au même endroit.

Graine de lin, 1 pil. proto-merc. 0,05. Bain, 4 port.

14 avril. La bougie 4 passe bien.

Le 15. Idem. La garder une heure.

Le 16. Idem.

Le 17. La bougie 4 passe facilement, urines un peu troubles. En raison des complications du côté des reins, de la vessie, qui se sont ajoutées depuis trois mois au rétrécissement très-étroit, des accès de fièvre, de la rétention partielle probable, M. Guyon regarde l'uréthrotomie comme indiquée. Puls. 64, temp. 37°,1. — Soir. Puls. 64, temp. 37°,2.

Le 18. On ne peut introduire la bougie. Puls. 64, temp. 37. — Soir. Puls. 68, temp. 37°.

Le 19. Puls. 68, temp. 37°,2. Le malade a pris un lavement et 0,20 sulf. quin. On introduit la bougie conductrice, mais le conducteur cannelé ne peut passer; il faudra un peu dilater le canal.

Le 20. N° 5.

Le 21. N° 5, une heure.

Le 22. Idem.

Le 23. Le n° 5 passe bien, le n° 6 ne passe pas; il s'écoule un peu de pus. Bain.

Le 24. Le n° 5 ne passe pas.

Le 25. Idem.

Le 26. Le n° 6 passe bien. On la laisse à demeure. Puls. 68, temp. 37,4. — Soir. Puls. 68, temp. 37°,4.

Le 27. Nouvelle tentative. Le conducteur cannelé ne passe pas mieux que la première fois. On fait un petite uréthrotomie avec l'uréthrotome de Charrière, pas d'écoulement de sang. On introduit une sonde bougie n° 13.

Après l'opération, temp. 37°,3. — Sulf. quin. 0,40. Cat., repos. — Soir. puls. 76, temp. 37°,2. Le malade n'a éprouvé aucune douleur, pas de fièvre.

Le 28. Puls. 64, temp. 37o,3. Le malade a un peu uriné cette nuit entre la sonde et le canal, ce qui lui a occasionné une petite sensation de brûlure. Pas de frisson, pas de fièvre, pas de douleur. On ôte la sonde et on le laisse se lever. — Sulf. quin. 0,20. Bain. — Soir. Puls. 64, temp. 37°,4.

Le 29. Puls. 60, temp. 37°,2. Bougie n° 13, un quart d'heure. — Soir. Puls. 68, temp. 57o,1.

Le 30. Puls. 60, temp. 37°,2. Bougie n° 14 passe facilement. Bain.

1er mai. Les numéros 14, 15 et 16 passent facilement.

Le 2. Le malade éprouve dans la journée une sensation de brûlure dans le canal. Pas de bougie.

Le 4. N° 17 passe bien.

Le 5. N° 18.

Le 7. N° 19, serrée.

Le 8. N° 19, très-serrée.

Le 9. Idem.

Le 11. (On pratique la dilatation du prépuce avec la pince de Nélaton; le résultat n'est pas aussi complet qu'on l'espérait.) On pratique, le 17, l'opération du phimosis.

La dilatation du rétrécissement est reprise le 22 mai. On ne peut passer que le n° 14.

On arrive graduellement au n° 17, le 29 mai, et le malade sort le 31, pissant bien et se passera le n° 17 tous les deux jours.

OBSERVATION XV (n° 38).

Rétrécissement compliqué de tumeur urineuse, uréthrotomie interne, aucun accident,
guérison de la tumeur (Voir le tracé therm. n° 1)

S... Pierre, 39 ans, cordonnier, entre, le 27 octobre 1869, à l'hôpital Necker, service de M. Guyon, salle Saint-Vincent, n° 10.

Ce malade a eu une seule chaudepisse à l'âge de 22 ans ; elle était cordée et a duré six mois ; il a fait des injections au sulfate de zinc ; la guérison a été complète, pas de goutte militaire.

Deux ans après, ses fonctions urinaires n'avaient jamais été dérangées, quand, sur le bâtiment qui le conduisait en Crimée, il est pris sans cause appréciable d'une rétention d'urine complète ; on essaye de la sonder, mais on n'aboutit qu'à faire saigner le canal ; néanmoins la rétention cède peu à peu, il urine d'abord goutte à goutte, et au bout de cinq jours il quitte l'infirmerie urinant assez bien.

Pendant deux ans et demi environ il n'éprouve aucune gêne, le jet reste gros ; mais rentré chez lui en congé les choses changent, la miction devient difficile et le jet diminue rapidement ; il est obligé de faire des efforts et met dix à quinze minutes pour vider sa vessie.

On essaye sans succès de lui passer des bougies et on l'envoie à Paris, dans le service de M. Cullerier ; en un mois et demi on arrive au n° 13. Pendant plus de six mois il pisse assez bien et ne passe pas de bougies. A cette époque, la gêne de la miction revenant peu à peu, il entre à l'hôpital Saint-Louis où on lui pratique l'uréthrotomie interne ; sonde à demeure pendant cinq jours ; fièvre pendant vingt-quatre heures le lendemain de l'opération. Peu de temps après il entre dans le service de M. Voillemier, qui lui passe les cathéters Béniqué pendant trois mois et arrive aux plus gros numéros. Pendant dix-huit mois pas de traitement ; les symptômes reparaissent et s'accentuent peu à peu ; un abcès se forme au périnée ; on l'incise à l'hôpital du Midi, et huit jours après le malade entre dans le service de M. Civiale, il y a quatre ans ; l'urine s'écoule par la plaie, qui est restée fistuleuse et qui se ferme après un traitement par la dilatation poussée jusqu'au n° 12 et deux uréthrotomies. Il sort au bout de six semaines avec sa fistule fermée et pissant bien.

Depuis lors seulement il se passe des bougies deux ou trois fois par mois ; pendant les deux premières années, c'est une bougie assez volumineuse qu'il emploie, mais alors il est obligé d'en prendre une plus petite et le jet diminue ; la miction nécessite de nouveau des efforts, et dans les derniers temps il est souvent obligé d'introduire une bougie pour pouvoir pisser.

Enfin, depuis quinze jours environ, il s'est formé peu à peu pendant les efforts de miction une tumeur de plus en plus volumineuse au périnée ; il y ressent de la douleur en pissant. Depuis un mois et demi il a eu souvent des accès de fièvre, et deux ou trois fois ils se sont accompagnés de douleurs de reins. Les urines sont restées claires. L'appétit est médiocre, les forces et l'embonpoint conservés.

État actuel. On trouve au périnée une tumeur dure, s'étendant le long de l'urèthre jusqu'aux bourses ; elle tient au canal, elle est dure et élastique, peu douloureuse et du volume d'une noix.

L'exploration de l'urèthre donne les résultats suivants :

L'explorateur n° 21 est arrêté au milieu des bourses à 1 centimètre environ de l'induration périnéale.

Le n° 18. Id.

Le n° 13 s'avance en arrière des bourses jusqu'à la partie antérieure de l'induration.

Le n° 9. Id.

Le n° 8 passe dans la vessie sans ressaut. — Catapl. Bains. 4 port.

Les jours suivants, la tumeur augmente lentement, gardant sa consistance dure et ne sortant pas de la loge uréthrale. — Catapl. et onguent mercuriel.

Le 5. Le malade a eu un accès de fièvre cette nuit ; le périnée est douloureux ; la miction a été fréquente. — Sulf. quin. 0,40 ; catapl. ; bain.

Le 6. La tumeur est un peu gonflée, chaude, douloureuse, le malade souffre à son niveau en urinant.

Le 7. La poussée inflammatoire a cessé ; la tumeur a repris son volume, la miction est devenue plus facile et moins douloureuse. Rien de nouveau les jours suivants.

Le 10. La tumeur persiste ; on passe facilement le n° 6 et 8. La miction est toujours douloureuse.

Le 11. Le n° 9 passe.

Le 12. La tumeur augmente de volume ; elle a toujours une grande dureté ; le malade a eu hier deux frissons, de la fièvre, des douleurs de reins, des sueurs.

Le 13. M. Guyon incise la tumeur sur la ligne médiane du périnée, sans aller jusqu'à l'urèthre ; les tissus incisés sont excessivement durs et crient sous le bistouri. — Catapl., repos.

Le 14. Il ne s'écoule pas d'urine par la plaie.

Le 15. Les tissus se dégorgent, et la tumeur diminue ; il y a moins de douleurs en urinant.

Le 16. Fièvre légère.

Le 17. L'induration a diminué de volume et de consistance au niveau de l'incision ; elle persiste dans la région scrotale. —Bain.

Le 18. Miction plus facile, moins fréquente, jet assez fort ; un peu de fièvre.

Le 22. D'après le malade, la tuméfaction augmente de temps en temps pour diminuer ensuite ; pas d'écoulement d'urine par la plaie. État général bon.

Le 27. Le malade pisse bien avec un peu de cuisson; l'incision est presque cicatrisée; néanmoins l'induration persiste; mais elle est plus molle, plus mobile, et moins volumineuse.

Le 30. On recommence la dilatation par le n° 9 qui passe facilement; le 2 décembre on arrive au n° 10, mais le lendemain 3 décembre la tumeur recommence à augmenter; elle redevient douloureuse, ainsi que la miction; il semble au malade que l'urine s'engage dans un orifice. La plaie périnéale est cicatrisée.

4 décembre. Le n° 10 passe; la tumeur a beaucoup augmenté.

Le 5. N° 9.

Le 7. N° 11. La tumeur diminue.

Le 8. La tumeur a de nouveau augmenté; elle est volumineuse et dure; on se décide à pratiquer l'uréthrotomie; la dilatation a déjà occasionné quelques accidents, légers il est vrai, mais elle se fait lentement, et la tumeur augmentant, on serait exposé, si l'on tarde à rendre à l'urèthre son calibre, à voir de l'infiltration survenir, ou la tumeur s'enflammer.

Le 9. P. 72, t. 37°4. — Soir. P. 68, t. 37°4.

Le 10. P. 88, t. 37°6. Le malade a pris sulf. quin. 0,20 et un lavement.

L'introduction de la bougie ne se fait qu'après qu'on a déplissé le canal avec la bougie n° 9.

Le conducteur cannelé passe assez bien. Lame 22 sur la concavité, une section à l'aller et au retour; une moins profonde un peu en avant de la principale. Douleur assez vive; écoulement d'une demi-cuillerée de sang. Sonde n° 18 à bout coupé, causant un peu de douleur. — Sulf. quin. 0,60; catapl.; graine de lin; 1 port. après l'opération. P. 72, t. 37°4. — Soir. P· 68, t. 37°2. Pas de céphalalgie, langue nette; urines claires, pas de douleurs de reins ni de frissons; légère douleur à l'anus.

Le 11. P. 60, t. 37°3. Aucune douleur; céphalalgie très-légère; pas de maux de reins, langue un peu blanche; la tumeur n'a pas augmenté et n'est pas douloureuse. — Soir. P. 60, t. 37°. On enlève la sonde.

Le 12. P. 60, t. 37°. Aucun accident. — Soir. P. 60, t. 36°7.

Le 13. P. 68, t. 37°1. La tumeur commence à diminuer; le malade pisse bien. — Soir. P. 64, t. 37°.

Le 14. P. 72, t. 37°5. Aucune douleur, même en pissant un peu d'écoulement; le malade s'est levé sans permission. — Soir. P. 68, t. 37 2.

Le 15. P. 60, t. 37°2. — Soir. P. 76, 37°6.

L'état continue à être excellent, et la tumeur diminue rapidement; le 20 décembre, elle est réduite des 2/3.

Le 24. Quinze jours après l'opération, la bougie n° 18 passe très-facilement, aucun accident; la tumeur a presque disparu.

On continue à passer le n° 18, et le malade sort le 31 décembre.

Le 7 janvier il vient voir M. Guyon. La tumeur a tout à fait disparu; le malade pisse bien et se passe le n° 18.

Observation XVI (N° 43).

Rétrécissement étroit, rétention d'urine, uréthrotomie interne, aucun accident.

Ca... (Pierre-Louis), 39 ans, menuisier, entre le 11 novembre 1869, à l'hôpital Necker, service de M. Guyon, salle Saint-Vincent, n° 4.

Cet homme accuse trois chaudepisses survenues en 1850, 54 et 61 ; pendant le cours de la dernière, il vient à Paris et consulte un charlatan qui lui fait faire des injections très-douloureuses ; aussitôt son flacon d'injection épuisé, il survient de la difficulté pour uriner, il est obligé de faire des efforts et le jet va tout de travers, tantôt d'un côté, tantôt de l'autre ; jusqu'alors il avait toujours bien pissé et sans aucune gêne. La difficulté des mictions persiste et va en augmentant, mais il ne fait aucun traitement jusqu'en février 1868 ; il entre alors dans le service de M. Voillemier qui, le 17 février 68, lui fait la divulsion ; il lui met une sonde d'argent pendant vingt-quatre heures à demeure, puis pendant le jour suivant une sonde en gomme. Le deuxième jour il se lève pour aller pisser, et il en avait une envie si pressante, qu'il n'a pas le temps d'enlever le fausset ; il est aussitôt pris de frisson, et a pendant deux jours la fièvre. Il quitte l'hôpital huit jours après, et on lui recommande de ne pas se sonder. Pendant six mois il pisse bien, mais alors le jet qui, après l'opération, était gros comme la bougie 21, commence à diminuer peu à peu ; les envies d'uriner deviennent plus fréquentes, et la miction est gênée. Depuis lors, la diminution graduelle du jet fait des progrès, et bientôt il n'urine plus qu'avec de grandes difficultés. Il y a six mois, il essaye de se sonder et parvient à passer le n° 8. Mais il ne se sonde que trois ou quatre fois, et il est d'ailleurs bientôt obligé de passer à des numéros inférieurs, et fait saigner le canal sans réussir.

État actuel. Difficulté très-grande pour uriner, il est obligé de tirer sur la verge, et ne pisse que goutte à goutte, la miction est très-fréquente. Pas d'incontinence ni de rétention complète ; pas d'accès de fièvre. Il éprouve souvent des douleurs dans la région rénale droite ; la pression n'y est pa, douloureuse. L'urine est normale et ne présente qu'un nuage muqueux. La vessie est pleine, elle ne se vide jamais complétement ; la prostate est normale ; le canal est gros et dur dans sa portion périnéale, les tissus voisins sont souples.

L'explorateur 19 est arrêté immédiatement en arrière des bourses, il en est de même des numéros inférieurs, le 8 compris, d'une bougie olivaire 6. La bougie 4 passe, mais se trouve un peu serrée ; on la laisse à demeure. — Uva ursi. Bain. 4 port.

Le 13. Il n'a pas pu garder sa bougie ; il ne pouvait uriner, et l'a enlevée vers cinq heures et demie. N° 1 à demeure.

Le 14. Le malade a eu quelques douleurs de reins, et a pu uriner. Pas de fièvre, pas d'écoulement, on enlève la bougie. Le soir, la vessie se distend quoique le malade pisse, mais très-peu à la fois ; il se plaint de douleurs de reins ; la pression n'est pas douloureuse.

Le 15. La vessie s'est de plus en plus distendue ; elle dépasse l'ombilic de deux travers de doigts ; pas de fièvre. L'uréthrotomie est indiquée, cette rétention dépendant de l'étroitesse du rétrécissement, et ne cédant point à la bougie à demeure. Elle est pratiquée d'urgence.

Le conducteur est introduit sans difficultés ; lame 22 sur la concavité ; les tissus sont peu durs, la section est à peine douloureuse et se fait en un seul point ; il s'écoule deux ou trois gouttes de sang. Il s'est écoulé quelques gouttes d'urine sur le conducteur. Sonde 19 à bout coupé sur conducteur, introduite facilement. La vessie se vide, il sort quelques gouttes de sang et un petit caillot ; avec 1 litre 3/4 d'urines assez claires. Le malade a trouvé l'opération beaucoup moins douloureuse que la divulsion. Après l'opération. P. 76, t. 37°6. — Sulf. quin. 0,60 3 prises. Cat. Repos. Bouill. pot. — Soir. P. 76, t. 38° ; légère céphalalgie, pas de frissons, pas de fièvre, pas de maux de reins. Urines non mêlées de sang. Langue un peu sale.

Le 16. P. 72, t. 37°8. La céphalalgie a cessé, la langue reste un peu sale ; aucun autre phénomène ; la verge est à peine sensible. — Sulf. quin. 0,60. 2 port. — Soir. P. 92, t. 37°6. Aucune douleur, aucun accident. On enlève la sonde qui est couverte d'une assez forte couche de pus.

Le 17. P. 68, t. 37°2. Langue un peu sale ; pas de céphalalgie, pas de maux de reins, pas de frissons ; très-légère douleur au périnée en pissant. Vessie vide. Cesser la quinine. 2 port.— Soir. P. 76, t. 37°4. État excellent ; aucune douleur, aucun frisson ; le malade a pissé trois ou quatre fois dans la journée à gros jet.

Le 18. P. 72, t. 37°5. Douleur plus vive en urinant ; il a fait un peu d'effort ce matin pour pisser ; le canal est, dit-il, comme bouché, il est obligé de pousser, mais le jet est fort. 5 mictions dans les vingt-quatre heures, pas de douleurs de reins ; langue sale. — Soir. P. 68, t. 37°. Aucune douleur, sauf en pissant.

Le 19. P. 68, t. 37°6. La douleur, en urinant, est plus légère : il n'a pissé que deux fois dans la nuit ; langue encore un peu blanche. — Soir. P. 80, t. 36°8.

Le 20. P. 68, t. 37°4. État excellent ; le malade a pissé une seule fois dans la nuit ; il est toujours obligé de faire un peu d'effort au commencement de la miction, et il éprouve encore une très-légère douleur qui diminue de jour en jour. — Soir. P. 76, t. 37°7.

Le 21. P. 64, t. 37°4. Une seule miction la nuit ; la douleur a tout à fait cessé. — Soir. P. 88, t. 38°3. Pas de douleur, mais un peu de malaise dans la journée, et d'inappétence, sans frisson ni douleurs de reins.

Le 22. P. 68, t. 37°4. Le malade a mal dormi, la langue est sale ; il y a un peu d'embarras gastrique et on prescrit une bouteille d'eau de Sedlitz. Écoulement uréthral gommeux peu abondant. — Soir. P. 80, t. 36°8. Le malaise a cessé.

Le 23. P. 72, t. 37°2. Le malade a bien dormi, et a été purgé ce matin. L'écoulement continue sans douleurs.

Les jours suivants l'état général et local restent bons.

Le 26. Douze jours après l'opération, le n° 19 passe bien, sans douleur, mais fait un peu saigner le canal.

Le 27. Le malade n'a pas souffert après le cathétérisme, n'a pas eu plus de peine à uriner, mais il a eu un peu d'écoulement légèrement sanguinolent.

Le 28. Id.

1er décembre. Le 19 passe bien, mais avec un peu de douleur.

Le 2. Le canal a un peu saigné hier. Après le passage de la bougie, le malade a pissé avec un peu de difficulté et a éprouvé dans l'urèthre une sensation de brûlure ; ce matin il urine bien; l'écoulement a cessé. — Bain. Repos les jours suivants.

Le 6. Le 19 passe bien, mais il y a toujours un peu de douleur ; le malade la garde une demi-heure, le canal saigne un peu, et il y a ensuite un peu de gêne de la miction qui cesse peu à peu. — Repos.

Le 10. On passe le 19, les mêmes phénomènes se produisent encore, et l'écoulement reparaît un peu.

Le 13. Le 16 passe facilement; on a renoncé à passer le 19. Cette fois le canal ne saigne pas, mais la miction est gênée pendant quelques heures.

Le 14 et 15. Le 16 passe bien, avec un peu de douleur.

Le 16. Le 17 passe, sensation de brûlure au passage; gêne momentanée.

Le 17. On revient au n° 16.

Les jours suivants on passe le 16 et le 17.

Le 21. Le malade a passé d'avance le 16; le 18 passe bien.

Le 22. 16 et 17 passés d'avance, le 18 passe bien.

Le 23. 17 passé d'avance; le 18 et le 19 provoquent un peu d'écoulement sanguin et une gêne passagère de la miction. On laisse reposer le malade, puis on en revient aux n°s 16 et 17.

Le 28. Le 17 et le 18 passent facilement; la miction est très-régulière.

Le 29. Exeat. Le malade pisse bien, sans douleur. Il emporte le n° 17, qu'il se passera. Le 18 passe très-facilement.

OBSERVATION XVII (n° 31).

Rétrécissement avec incontinence; douleurs rénales, uréthrotomie interne,
frissons, guérison.

La... (Jean Édouard), 55 ans, propriétaire.

Entre le 12 mai 1869, à l'hôpital Necker, service de M. Guyon, Saint-Vincent, n° 8.

Cet homme a contracté une blennorrhagie à l'âge de 20 ans, et l'écoulement s'est perpétué jusqu'en 1861, passant à plusieurs reprises à l'état aigu ;

il a fait des injections peu douloureuses. Le malade ne peut indiquer la date du début de son rétrécissement; il nous dit seulement que le jet, après avoir diminué graduellement pendant plusieurs années, était fin comme un fil à l'âge de 40 ans.

A cette époque il mettait dix minutes à pisser, il urinait sur ses pieds, était souvent obligé de s'accroupir et de faire des efforts assez violents pour qu'il rendît involontairement des matières; enfin la miction achevée, quelques gouttes s'écoulaient dans son pantalon.

Un médecin d'Auch commença à le traiter, mais sans grand succès, et l'envoya à Paris dans le service de M. Civiale, en 1861; il y passa deux mois et demi, pendant lesquels on lui passa des bougies, on lui fit trois uréthrotomies et on put introduire le gros cathéter. Il en sort urinant bien, mais tourmenté par un catarrhe de la vessie qu'il avait depuis l'âge de 30 ans; ses urines étaient glaireuses. Il ne passe point de bougies: le canal se rétrécit peu à peu et il arrive bientôt à pisser goutte à goutte; cet état persiste jusqu'il y a deux mois; à cette époque, il est pris d'incontinence complète; il ne garde plus une goutte d'urine ni jour ni nuit, et porte un appareil.

Il n'a jamais eu ni rétention complète ni fièvre; il paraît avoir depuis longtemps des douleurs de reins qu'il attribuait à la sciatique; il n'a jamais uriné de sang et ne paraît pas avoir éprouvé de douleurs du côté de la vessie.

Il répond mal, la parole est embarrassée; il a eu au mois de décembre une attaque de paralysie (ramollissement probable) et son intelligence est restée atteinte. A part cela la santé générale est bonne.

État actuel. Pas de douleur vésicale ni périnéale. Le rein droit est un peu sensible à la pression en avant et en arrière. La prostate est très-volumineuse, saillante dans le rectum surtout à gauche, sans bosselures, peu sensible. On ne peut atteindre ses limites supérieures; elle se continue avec une sorte de plafond induré. Constipation habituelle, diarrhée depuis quelques jours.

L'explorateur n° 20 est arrêté à la racine de la verge, un peu en avant de la symphyse.

Le 15 passe à frottement et s'arrête immédiatment en arrière des bourses.

Le 13, le 8 idem.

La bougie filiforme franchit ce rétrécissement et s'arrête plus loin dans la région bulbaire; la bougie 5 pénètre dans la vessie.

Le canal est dur dans sa portion pénienne, plus dur et plus gros, formant virole à la racine de la verge.

La vessie est à demi remplie.

Graine de lin, lavement émollient, cat.; 4 port.

14 mai. La bougie 5 s'engage, mais ne franchit pas le rétrécissement; la garder un quart d'heure.

Le 15. Le 5 pénètre; à demeure.

Le 27. Le 6 passe bien.

Le 18. Idem. Sulf. quin.

Le 20. En raison de l'incontinence, de l'état de la vessie et des reins, l'uréthrotomie paraît indiquée.

Le 21. Le malade a pris ce matin un lavement et sulf. quin. 0,20. Uréthrotomie interne. L'introduction du conducteur est facile; lame 22 sur la concavité; le malade pisse involontairement sur le conducteur; section assez pénible, très-peu de sang. Sonde à bout coupé n° 19 sur conducteur. Après l'opération, puls. 68, temp 37°. — Sulf. quin. 0,60 en trois prises. Cat., repos. bouill., pot. — Soir. Puls. 72, temp. 37°,8. Pas de douleur, un peu de sang dans l'urine rendue.

Le 22. Puls. 64, temp. 37°,4. Pas de douleur ni de frisson; un peu de sang au fond des urines. — Soir. Puls. 60, temp. 36°,4. La sonde a été enlevée à trois heures; le malade urinait entre la sonde et le canal : la sonde était couverte de mucus.

Le 23. Puls. 68, temp. 37°. Urines chargées de pus. — Soir. Puls. 128, temp. 40°,6. Le malade a vomi ses aliments qu'il avait pris en trop grande quantité; à quatre heures il a eu un frisson d'une demi-heure; il est actuellement en sueurs et délire un peu; les reins et la vessie ne sont pas douloureux. Le malade s'était levé sans permission. Deux prises sulf. quin. 0,20.

Le 24. Puls. 68, temp. 37°,2. Le malade a bien dormi; le périnée n'est pas sensible, mais l'incontinence persiste. Sulf. quin. 2 prises de 0,20. Lavement, repos. — Soir. Puls. 64, temp. 36°,2.

Le 25. Puls. 68, temp. 36°,9. L'incontinence a beaucoup diminué. Cesser la quinine. — Soir. Puls. 68, temp. 36°,8.

Le 26. L'incontinence a tout à fait cessé.

Le 27. Le septième jour après l'opération, on passe avec un peu de peine la bougie n° 19. Le malade se lève et ne souffre pas.

Le 29. Le n° 19 passe bien; le malade perd quelques gouttes d'urine.

Le 30. N° 19 serré.

Le 31. N° 19 serré. Le malade garde la bougie dix minutes. En la retirant il rend quelques gouttes de sang. A midi il est pris de frissons répétés qui durent jusque vers trois heures. Fièvre, pas de sueurs. — Soir. Pouls 112, temp. 40°,2. Légère sensibilité rénale et vésicale. 2 prises de sulf. quin. 0,20.

1er juin. Puls. 72, temp. 37°,4. Le malade a dormi, la fièvre a cessé. Cat. Repos. — Soir. Puls. 64, temp. 36°,8.

Le 2. Pouls 56, temp. 36°,4. État général et local bons, sauf un peu de chaleur la nuit et d'insomnie.

Le 3. Le n° 19 passe bien; l'incontinence est presque nulle, mais il perd pourtant encore quelques gouttes, surtout au lit.

Les jours suivants, on continue à passe le n° 19, en laissant de temps en temps reposer le malade; il se passe lui-même le n° 17; l'incontinence cesse, puis reparaît un peu, les urines sont chargées, et on prescrit des capsules de thérébenthine.

Le 21. On commence la dilatation avec les cathéters Béniqué; on passe le 38 et le 39 qui sont tous deux serrés; mais on arrive graduellement à passer au 30 juin le n° 42.

Il sort le 5 juillet. A cette époque le 42 passe facilement; le malade se passe le n° 17; on lui remet cette bougie pour qu'il continue à se sonder. L'incontinence a complétement cessé. Tisane de bourgeons de sapin.

A la fin d'octobre 1869, M. le Dr Serre, d'Auch, nous dit que la guérison persiste et que le malade n'est plus venu le voir depuis quelque temps.

OBSERVATION XVIII (n° 37).

Rétrécissement avec incontinence, uréthrotomie interne, frisson peu intense, guérison.

Ma..... (Eugène), 37 ans, ébéniste, entre le 2 novembre 1869, à l'hôpital Necker, service de M. Guyon, salle Saint-Vincent, 9.

Ce malade a eu une seule chaudepisse à l'âge de 18 ans, elle n'a pas été cordée, l'écoulement a duré environ deux ans. Il a fait des injections douloureuses et a conservé la goutte militaire jusqu'à l'âge de 30 ans. Un an après le début de sa chaudepisse, il est pris un jour de rétention d'urine complète et entre au Val-de-Grâce; on lui passe des bougies et on lui fait pendant quatre mois la dilatation graduelle; on arrive ainsi au n° 14. Il sort en bon état mais ne se passe pas de bougies.

Néanmoins pendant six ans la miction se fait bien et le jet reste gros; cependant de temps en temps survenait une gêne passagère qui l'obligeait à se faire sonder; quelquefois aussi il avait de l'incontinence nocturne; à cette époque il avait quelquefois des envies subites et irrésistibles de pisser et ne pouvait alors retenir ses urines; le jet était devenu très-petit, il était contourné en vrille; il pissait souvent, peu à la fois et très-lentement. M. Duval lui fait la dilatation graduelle et arrive aux numéros 12 à 15 environ; la miction redevient facile et le jet plus gros.

Peu de temps après il se marie; il est pris en voyage d'une rétention d'urine complète; on le sonde avec la sonde d'argent en faisant saigner le canal et en produisant une douleur très-vive; il pisse alors assez bien mais à petit jet.

Il y a deux ans, l'incontinence nocturne reparaît, et avec elle les envies subites et irrésistibles d'uriner; quelquefois il ne peut arriver à temps et perd les urines même le jour. Il y a quelques mois, enfin, il est pris d'une hémiplégie, et depuis lors l'incontinence n'a fait qu'augmenter.

État actuel. L'hémiplégie traitée dans le service de M. Duplay est en voie d'amélioration. Il y a incontinence nocturne et diurne. Quand le malade urine par jet, celui-ci est gros comme une aiguille à tricoter, et tortillé; la miction est très-lente et demande beaucoup d'efforts; il urine sept à huit fois par jour, trois ou quatre fois dans la nuit; il souffre quelquefois un peu dans le canal en pissant. Les urines sont assez claires, mais laissent cependant un petit dépôt blanchâtre. Jamais de maux de reins. (Le malade a eu la fièvre intermittente en Afrique, et en a eu quelques accès depuis son retour en France.) Il a eu, à deux reprises, une orchite à droite; toutes deux sont survenues en dehors de la chaudepisse, et pendant le traitement par la dilatation.

Examen du canal. L'explorateur 21 est arrêté dans la fosse naviculaire. Le 19 passe avec peine et est arrêté au milieu de la verge; deux ressauts au retour; le canal saigne.

Le 16 passe et s'arrête au milieu du scrotum; une foule de ressauts au retour.

Le 13, id., le 10, id.

Le 8 est arrêté au niveau du bulbe; en mettant le doigt immédiatement en avant de l'anus, il faut retirer la bougie de 1 centimètre pour la sentir sous ce doigt.

Le 6 passe, mais est serré.

5 novembre, n° 4, la garder deux heures.

6 novembre, idem.

7 novembre, n° 5, la garder une heure.

8 novembre, idem.

9 novembre, n°s 5 et 6, la garder une heure.

10 novembre, n° 7, une heure.

11 novembre, le n° 7 ne passe pas, la garder une heure.

12 novembre, idem.

14 novembre, les n°s 6 et 7 passent facilement.

18 novembre, on retombe au n° 5; on le laisse à demeure; l'incontinence ne se modifie pas.

19 novembre, les n°s 6 et 7 passent. On continue la dilatation avec les n°s 6, 7 et 8. Mais, le 26 novembre, nouvel arrêt, on ne peut même passer le n° 3. L'incontinence continue; la vessie ne se vide jamais, et reste toujours à moitié pleine; la miction se fait toujours avec effort; pas de fièvre, pas de maux de reins, et pas de douleur à la pression; la prostate est normale; le canal ne présente à la palpation ni nodosité, ni induration. Puls. 64, temp. 37°4. — Soir. Puls. 72, temp. 37°4. La rétention partielle, l'incontinence, les difficultés du cathétérisme indiquent l'uréthrotomie.

26 novembre, la vessie remonte à quatre travers de doigt au-dessus de l'ombilic, quoique le malade vienne d'uriner. — Il a pris ce matin 0,20 sulf. quin., et un lavement. L'introdution de la bougie conductrice demande quelques tâtonnements; le conducteur cannelé passe après quelques difficultés, et fait saigner le canal; le malade pisse quelques gouttes sur le conducteur. Lame 22 : elle fait six sections successives; aux deux dernières les tissus sont plus durs; il ne sort que quelques gouttes de sang, et le malade

pisse abondamment sur l'instrument ; la douleur a été peu vive. Les sondes 18 et 17 ne passent pas. Le n₀ 16 à bout coupé passe. Les premières gouttes d'urine sont mêlées d'un peu de sang, puis les urines viennent clairés ; il en rend environ un demi-litre. — Sulf. quin. 0,60, catapl.; une port. Après l'opération, puls. 68, temp. 37o6. — Soir. Puls. 80, temp. 38º. Le malade n'ai pas souffert ; les urines ne sont pas sanguinolentes ; céphalalgie ; il a vomi sa tisane et son potage ; pas de frissons ; peau un peu chaude et moite ; pas de maux de reins ; il a passé quelques gouttes de sang le long de la sonde ; langue nette. — Sulf. quin. 0,20.

27 novembre, puls. 76, temp. 37o5. Très-léger frisson vers minuit, et sueurs abondantes ; le malade a encore vomi, et il nous apprend que le sulfate de quinine lui a toujours produit cet effet. Pas de maux de reins, pas de céphalalgie, langue blanche. Une injection est faite à travers la sonde qui vient de se boucher. — Sulf. quin. 0,20, bouill., pot, eau de Seltz, lavem. — Soir. Puls. 76, temp. 37o5. Un peu de chaleur et des sueurs abondantes, mais sans frissons ; langue un peu sale, céphalalgie légère. La sonde s'est bouchée deux fois, et il a passé un peu d'urine entre elle et le canal ; des injections d'eau l'ont débouchée en faisant sortir des flocons de mucus. On enlève la sonde le soir ; elle est couverte de mucus rosé.

28 novembre, puls. 68, temp. 37o4. Pas de douleur, sauf un peu de cuisson en urinant ; pas de frissons, sueurs abondantes ; pas de maux de reins ni de céphalalgie ; langue sale et vomissements ; cependant l'appétit est bon, l'incontinence a complétement cessé. — Supprimer le sulf. de quin., 1 port — Soir. Puls. 76, temp., 37o5. Aucun accident.

29 novembre, puls. 72, temp. 37o6. Pas de frissons, mais sueurs abondantes. Depuis hier soir, le testicule droit est douloureux ; céphalalgie, langue sale ; vqq.; 2 port.; planche-suspensoir, catapl. — Soir. Puls. 84, temps 37o5. Un peu de sueurs.

30 novembre, puls. 68, temp., 36o6. Il y a de nouveau une très-légère incontinence. — Soir, puls. 72, temp. 37o2.

1er décembre, puls. 68, temp. 37º ; l'épididymite diminue ; l'incontinence ne se produit plus. — Soir, puls. 84, temp. 37º.

2 décembre, puls. 64, temp. 36º4. L'épididymite a beaucoup diminué. — Soir, puls. 76, temp. 36º5. Le malade perd quelques gouttes.

Jours suivants, même état ; le malade se lève le 5 ; l'orchite guérit rapidement ; l'incontinence cesse ; il n'y a pas trace d'uréthrite, et le malade a des érections, ce qu'il n'avait plus depuis longtemps ; le jet est gros, les mictions beaucoup moins fréquentes.

10 décembre, quinzième jour après l'opération, on passe facilement le n. 16, mais il est serré.

11 décembre, la bougie a fait un peu saigner le canal, mais il n'y a pas eu de gêne de la miction. Repos.

13 décembre, le 16 passe bien, mais fait encore saigner et produit une gêne passagère de la miction.

Reverdin.   9

15 décembre, le n. 15 passe difficilement ; cuisson et léger écoulement jusqu'au 22 décembre, on passe tous les jours le n. 14, sans provoquer d'accidents ; le 14 étant passé d'avance, on introduit le 15 ; le malade est enchanté, il n'a plus d'incontinence ; il y a quinze ans, dit-il, qu'il n'a pissé comme cela.

On continue à dilater graduellement le canal, et on arrive au n. 17 sans accident. On apprend au malade à se passer le 16 ; et il quitte l'hôpital le 5 février 1870, pissant bien et sans la moindre trace d'incontinence.

<h3 style="text-align:center">OBSERVATION XIX (N° 39).</h3>

Rétrécissement cicatriciel, dilatation difficile et causant des accidents, uréthrotomie,
frisson, guérison.

Ro... (Antoine), 29 ans, employé de chemin de fer, entre, le 30 août 1869, à l'hôpital Necker, dans le service de M. Guyon, salle Saint-Vincent, n. 6.

Il y a sept mois (février 1869), cet homme, bien portant du reste, et n'ayant jamais eu la chaudepisse, tomba de sa hauteur à cheval sur une poutre. Douleurs très-vives ; il rend quelques gouttes de sang par le méat ; il ne peut uriner jusqu'au lendemain matin. Le médecin qu'il va consulter alors évacue avec une sonde d'argent, environ 2 litres d'urine sanguinolente, et lui prescrit quelques bains. Il urine bien alors, ne rend plus de sang, mais éprouve à chaque miction une douleur assez vive au périnée. Quinze jours après environ, le malade se livre une seule fois à la masturbation, éprouve une sensation de déchirure et ne peut plus uriner qu'à tout petit jet. Depuis lors les mictions sont fréquentes, peu abondantes ; le jet reste petit, tortillé et tombe près de ses pieds.

Au mois de juillet il est pris de quelques accès de fièvre débutant par des frissons, suivis de chaleur et de sueurs, accompagnés de douleurs dans les parties ; pas d'orchite, pas de maux de reins ; le teint pâlit, l'appétit se perd. On lui a fait prendre du sulfate de quinine.

État actuel. Teint pâle, physionomie attristée. Exploration du canal : l'explorateur n. 15 est arrêté à 12 c. 1/2 du méat ; le 8, idem ; une bougie fine ne peut passer. La palpation fait sentir une corde indurée qui occupe le périnée, et se termine en se renflant à un travers de doigt en avant de l'anus.

Le 2 septembre, une bougie fine entre incomplètement ; il la garde deux heures sans douleurs.

3 septembre, la bougie ne passe pas.

5 septembre, accès de fièvre hier soir ; les régions rénales sont douloureuses à la pression par l'abdomen ; le malade a des envies fréquentes d'uriner, toutes les dix minutes environ. — Sulf. quin., 2 prises de 0,20 ; ventouses sur les reins.

6 septembre, la fièvre diminue ; il urine moins souvent ; pas de douleurs

8 septembre, la fièvre, les douleurs ont cessé; la miction est moins fré=
quente et le jet plus fort.

9 septembre, le n. 4 passe avec beaucoup de peine; on a tortillé la pointe
en baïonnette.

10 septembre, le n. 4 passe; on le laisse à demeure.

12 septembre, on retire le n. 4; le 6 passe facilement : à demeure.

13 septembre, le malade a eu hier, après-midi, un accès de fièvre; fris=
son, chaleur, sueurs; reins à peu près indolores. Pouls calme. La bougie
l'empêchait d'uriner, et il l'a retirée. — Sulf. quin. 2 pr. de 0,20.

14 septembre, la fièvre est tombée. Repos. — Sulf. quin. 1 pr. de 0,20.

15 septembre, la bougie n. 3 franchit le rétrécissement qui est évidem=
ment plus tortueux qu'étroit; en formant avec l'extrémité de la bougie une
petite baïonnette, et en la tournant en divers sens, on finit par trouver l'o-
rifice, et on pénètre alors avec une grande facilité. La garder à demeure.

17 septembre, il a gardé sa bougie sans douleurs. — Soir, le malade a eu
un léger frisson dans l'après-midi, un peu de fièvre et d'oppression. — Sulf.
quin. 0,40. Sinapismes.

18 septembre, la fièvre est tombée. — Sulf. quin. 0,40.

20 septembre, on passe une bougie fine; la garder deux heures.

21 septembre, bougie fine, deux heures.

22 septembre, le malade a eu hier soir un léger accès de fièvre. — Une
prise de sulf. quin, 0,20. Idem aujourd'hui.

23 sept. 1 pr. sulf. quin. 0,20. La bougie ne passe pas. Jul., extr. qq.

25 sept. Le n° 4 passe; la garder une demi-heure. 1 pr. sulf. quin. 0,20.

26 sept. Id.

27 sept. N° 4. 2 h.

28 sept. La bougie ne passe pas.

29 sept. Légère fièvre depuis hier soir à 10 h.; elle persiste ce matin. Sulf.
quin. 0,40.

Jours suivants la fièvre diminue graduellement, et cesse; on continue le
sulfate de quinine; l'appétit revient.

Vu les accidents causés par le passage des bougies, les difficultés du
cathétérisme, et l'état général du malade, M. Guyon se décide à pratiquer
l'uréthrotomie.

6 octobre. Le malade a pris un quart de lavement et une prise de sulf.
quin. 0,20; on ne peut introduire la bougie conductrice. Continuer le sulf. de
quin. — Soir. Pas de fièvre.

7 et 8 octobre. Tentatives infructueuses pour introduire une bougie quelconque.

10 oct. Le malade parvient à introduire lui-même le n° 3.

11 oct. Le malade introduit la bougie conductrice. Le conducteur cannelé passe assez facilement. Lame 23 sur la concavité. La lame n'incise
qu'en un seul point; rétrécissement très-dur. Presque pas de douleur; il ne
s'écoule qu'une goutte de sang. La sonde à bout coupé n° 19 introduite sur

conducteur ne pénètre pas et fait saigner ; la sonde à bout coupé n° 14 passe bien. L'urine s'écoule sans mélange de sang,

Thé au rhum. Sulf. quin. 0,60 en 3 prises. Catapl. Repos. Bouill., pot.

12 oct. Le malade a eu hier à 10 h. et demie, 1 h. environ après l'opération, un grand frisson qui a duré jusqu'à 1 heure ; il était dans un état violent, ne pouvait parler et se sentait très-oppressé ; il a alors vomi, la chaleur est survenue, et a été suivie de sueurs. Après le vomissement le malade s'est trouvé soulagé, mais il s'est répété jusqu'à 2 h. du matin, chaque fois qu'il buvait. Le soir on lui donne 2 pr. de sulf. quin. de 0,20.

Aujourd'hui puls. 84, temp. 38°. Il n'y a ni céphalalgie, ni douleurs rénales ou vésicales spontanées, ou à la pression. La vessie est vide, le périnée intact, les urines un peu sanguinolentes.

On enlève la sonde et on donne : thé, 2 port., sulf. quin. 3 prises de 0,20 à 2 h. d'intervalle, bouill. vin. — Soir, puls. 76, temp. 37°4. Le malade urine bien et avec un peu de douleur.

13 oct. Puls. 64, temp. 37°2 ; le malade urine avec peu de douleurs, toutes les 5 ou 6 h. environ, tandis qu'auparavant il urinait toutes les 2 h. Pas de fièvre. Sulf. quin. — Soir, puls. 72, temp. 37°6.

14 oct. Puls. 60, temp. 37°6. Pisse bien, à gros jet, toutes les 6 h., peu de douleur, pas de fièvre. Peu d'appétit. Cesser le sulf. quin. Mac. de qq.— Soir, puls. 64, temp. 37°2.

15 oct. Puls. 64, temp. 37°4.

16 oct. Etat général et local excellents ; on lui permet de se lever.

Les jours suivants l'état continue à être excellent, le malade a un gros jet, et n'urine que toutes les six heures.

25 oct. 15° jour après l'opération ; l'explorateur 19 ne passe pas. La bougie n° 15 passe avec la plus grande facilité et sans provoquer de douleur ; on la laisse 5 m. — Soir. Pas de fièvre.

26 oct. Ne trouvant pas de n° 16, on passe le 17 facilement ; il n'est serré qu'au méat.

27 oct. 17, garder 10 m.

28 oct. 17 et 18 passent, la dernière à frottement. Pas de fièvre, il pisse bien.

29 oct. Le canal a un peu saigné hier, pas de fièvre, n° 17.

30 oct. 16 et 17.

31 oct. Le malade s'est passé lui-même le n° 17.

1er novembre, le malade s'est passé facilement le n° 18.

2 nov. Le 17 s'arrête d'abord dans le canal, mais après quelques tentatives passe et se trouve très-libre.

3 nov. Le 17 et le 18 passent bien. Le malade demande son exeat ; il se passera le 17 et le 18 tous les deux jours.

Observation XX (No 50).

Rétrécissement, dilatation produisant de la cystite, uréthrotomie, cystite légère, guérison

Ra.... (Eugène), 60 ans, employé, entre le 16 juin 1869, à l'hôpital Necker, service de M. Guyon, Saint-Vincent, no 4.

Première blennorrhagié à 24 ou 25 ans, et plusieurs autres jusqu'à l'âge de 30 ans ; peu douloureuses ; injection d'eau de roses. A l'âge de 26 ans il urinait déjà mal, en tire-bouchon, il était obligé pour pisser de faire des efforts très-douloureux, et laissait souvent échapper quelques gouttes dans son pantalon quand il croyait avoir fini ; il fit alors un premier traitement par la dilatation, on lui fit une uréthrotomie avec un instrument à 4 lames. Pendant plusieurs années il se passe des bougies et pisse bien. Il y a dix ans environ il est obligé de faire un nouveau traitement par la dilatation ; les symptômes étaient cependant moins accusés que la première fois ; ce traitement dura 5 ou 6 semaines, et depuis lors il a toujours continué à se passer des bougies de temps en temps. A certains moments les urines devenaient troubles, et il a eu à la suite de ses écoulements une goutte militaire qui a cessé depuis longtemps. A part cela la santé générale est restée bonne ; il n'a eu ni douleurs de reins, ni fièvre.

Etat actuel. L'explorateur 21 franchit difficilement la fosse naviculaire, et s'arrête à la racine des bourses. Le no 15 s'arrête à la racine des bourses, mais après avoir franchi un premier ressaut.

Le no 10 passe dans la vessie, ainsi que le no 12, mais on sent en la retirant que le canal est graduellement rétréci des bourses au bulbe où est le point le plus étroit. Les urines sont sans dépôt. Pas de douleur spontanée du côté des reins, cependant la région rénale droite est sensible à la pression. La prostate est normale ainsi que le bas-fond vésical.

Graine de lin, 4 port.

17 juin, la bougie 10 passe facilement.

18 juin, le 10 et le 12 passent bien, le garder une demi-heure. Le malade éprouve quelques douleurs dans le bas-ventre.

19 juin, le 12 et le 13 passent, les garder un quart d'heure.

20 juin, no 13.

21 juin, no 13, une demi-heure ; le 14 ne passe pas.

22 juin, no 14 ne passe pas, no 13.

24 juin, no 13, laissé un quart d'heure, puis le no 14 passe, mais est serré dans le canal.

25 juin, n. 13 mis d'avance un quart d'heure ; le n. 14 passe bien.

26 juin, le malade a eu des légers frissons, suivis de fièvre et de courbature, sans sueurs ; il a uriné plus souvent, avec douleur, et en petite quantité à la fois. Le rein gauche est douloureux à la pression.—6 ventouses sèches.

27 juin, le malade est soulagé de sa douleur de reins, mais il con inue à uriner fréquemment.

28 juin, douleurs en urinant, mictions fréquentes, et par petites quantités ; rein gauche encore un peu sensible. Lavement émoll. et lavement laudan. bain, cat.

29 juin, même état, pas de fièvre.

30 juin, même traitement ; les douleurs vésicales et les envies de pisser sont moins vives et moins fréquentes.

1er juillet, encore un peu de fréquence de la miction. Bain. On laisse le malade au repos jusqu'au 5 juillet, et tout se calme ; on passe alors le n. 13 facilement et le n. 14 en provoquant un peu de douleur.

On continue à passer les n. 13, 14 et 15, mais souvent avec peine et douleur ; le malade se plaint de picotements à l'anus.

17 juillet, les envies fréquentes d'uriner recommencent ; il y a de la douleur dans le canal et un peu d'écoulement.

18 juillet, les mêmes symptômes persistent ; il s'y ajoute un peu de sensibilité du rein droit, et le malade a eu de la fièvre hier soir. Ventouses sèches.

21 juillet, ce nouvel orage calmé on reprend la dilatation avec le n. 15, mais le 24 nouvelles envies fréquentes d'uriner, miction difficile ; repos et bain.

29 juillet, après une nouvelle tentative de dilatation, les mêmes phénomènes se reproduisent ; le cathétérisme occasionnant si facilement de la cystite, et la dilatation ne se faisant pas, M. Guyon pratiquera l'uréthrotomie.

30 juillet, les douleurs dans le bas-ventre et les douleurs en urinant se calment. Quelques douleurs dans les reins, qui sont sensibles à la pression. Bain, repos.

3 août. Le malade a pris un lavement et 0,20 sulf. quin. ; uréthrotomie interne. L'introduction du conducteur cannelé est douloureuse et fait un peu saigner le canal ; lame 21. Elle coupe en 2 points au niveau du bulbe et la section du second s'achève au retour ; il s'écoule une petite quantité de sang rouge vif ; la douleur a été assez vive.

Sonde n. 17 sur conducteur, introduite facilement.

Sulf. quin. 0,60, catapl., bouill. pot. — Soir. État excellent, pas de frisson, pas de fièvre.

4 août, le malade a souffert en urinant ce matin, il y a un écoulement uréthral, muco-purulent abondant le long de la sonde. Le malade souffre un peu du côté de la vessie, qui se vide bien. On enlève la sonde qui est couverte de mucus. Sulf. quin. 0,60, cat. laud., lavem., 1 port.

5 août, le malade a souffert ce matin pendant une demi-heure après avoir uriné. Bain, lavem. laud.; 1 port.

6 et 7 août. Pas d'autre accident.

11 août, le malade continue à avoir une légère cystite caractérisée par de la fréquence de la miction.

16 août, un peu d'écoulement uréthral muco-purulent.

20 août, 18e jour après l'opération on passe le n. 17.

21 août, le malade souffre un peu dans le canal.

25 août, on arrive au n. 17.

Les jours suivants on continue à passer les n. 17 et 18 ; l'introduction est assez facile, mais provoque toujours un peu de douleur et donne quelquefois au malade des envies d'uriner trop fréquentes.

15 sept. Un peu plus de mucus dans les urines que d'habitude.

On arrive graduellement à passer facilement les n. 19 et 20.

22 sept. Mais il y alors une nouvelle forme de cystite très-légère ; on passe le n. 19 après quelques jours de repos, et on laisse dès lors un jour d'intervalle entre chaque cathétérisme ; on fait prendre des bains au malade.

9 oct. Le malade se passe lui-même le n. 19. Il se plaint de démangeaisons dans le canal ; ces démangeaisons qui reviennent fréquemment et cette légère cystite sont peut être dues en partie au moins, à la même cause générale qu'un eczéma du cuir chevelu que le malade avait à son entrée. On le met aux bains sulfureux et à l'eau d'Enghien.

19 oct., le malade quitte l'hôpital en bonne santé, urinant bien, et se passant le n. 19 qu'il emporte.

Observation XXI (n° 41).

Rétrécissement, dilatation ayant causée des accidents, uréthrotomie, guérison
(Voir le tracé therm. n° 6).

Lo.... (Hilaire), 35 ans, employé, entre le 30 octobre 1869, à l'hôpital Necker, service de M. Guyon, salle Saint-Vincent, n° 5.

Une seule chaudepisse contractée à l'âge de 19 ans ; elle dure trois ou quatre mois, et il fait des injections douloureuses ; la chaudepisse n'est pas cordée et n'est pas suivie de goutte militaire ; elle s'accompagne d'une adénite inguinale.

A 20 ans, chancre qui paraît avoir été simple et n'a pas été suivi d'accidents secondaires. C'est entre 23 et 24 ans que le jet commence à diminuer peu à peu de volume et que la miction, plus lente, durant cinq minutes environ, nécessite quelques efforts ; en quatre mois le jet arrive à n'avoir plus que la grosseur d'un fil.

A 24 ans, le malade est pris d'une rétention d'urine survenue sans cause si ce n'est cependant qu'il venait de se marier depuis peu. Au bout d'une demi-journée, il fait venir un médecin qui le sonde avec une petite sonde d'argent et fait un peu saigner le canal. — Bain, catap. Pas d'accidents consécutifs ; le jet redevient plus gros et il se passe peu régulièrement quelques bougies.

Nouvelle rétention, il y a six ans, survenue sans autre cause que la fatigue et précédée d'une gêne croissante de la miction depuis plusieurs jours; on essaye en vain chez lui et à la Clinique de lui passer des bougies, et il va à la Maison de santé. M. Demarquay lui passe des bougies et continue la dilatation par les bougies à demeure; mais il survient une inflammation au périnée qui nécessite l'application de sangsues; il sort au bout de six semaines. Pendant trois ans il urine bien, ne se passe pas de bougies, mais au bout d'un an le jet commence déjà à diminuer et il est de nouveau un peu gêné.

Il y a trois ans, nouvelle rétention d'urine qui dure un jour; il entre dans le service de M. Civiale; aucune bougie ne peut passer mais au bout de quelques jours on arrive dans la vessie avec une petite sonde d'argent; on continue la dilatation avec des bougies en cire et on lui fait l'uréthrotomie; puis on passe les trois cathéters. Il sort en très-bon état; on continue à passer les cathéters, mais il survient de l'uréthrite, et l'écoulement fini, on ne peut passer que la bougie 16. Depuis lors il se passe des bougies tous es huit jours, puis tous les mois seulement et descend peu à peu au n° 7. Depuis deux mois le 7 même ne passe plus. Pendant ce temps le jet a diminué, la miction est devenue plus pénible et plus lente. Il n'a jamais eu de maux de reins ni d'accès de fièvre, les urines sont restées normales, et il n'a pas d'écoulement; quelquefois il a eu un peu d'incontinence, soit nocturne, soit diurne.

État actuel. Santé générale bonne.

L'explorateur 21 est arrêté immédiatement en arrière des bourses. Le 19 et le 12 de même; le 10, à 1 cent. plus loin, la bougie 5 passe dans la vessie, le 6 ne passait pas.

Les jours suivants le 5 ne passe pas; le 4 passe le 3 novembre, et on le fixe à demeure.

4 novembre. Pas d'écoulement, le malade n'a pas souffert en urinant; le 6 passe, le garder une heure.

Le 5. Le 6 ne passe pas; le 4 passe, on le laisse à demeure et on la laisse jusqu'au 8 novembre sans qu'il y ait ni uréthrite ni douleurs; le 7 passe, le 8 ne passe pas; garder le 7 une heure.

Le 9. Le 7 ne passe pas, le 6 passe.

Le 10. Le 6 ne passe pas, le 4 passe. Devant cette difficulté du cathétérisme, le canal paraissant plutôt se rétrécir, et renseigné par les antécédents sur les dangers des bougies à demeure chez ce malade, M. Guyon décide l'uréthrotomie. On fait prendre au malade 0,20 de sulf. de quin. tous les matins et 1 lavement.

Le 12. Pouls 68, temp. 37°,9.

Introduction du conducteur facile, lame 22 sur la concavité, tissus très-durs coupés à l'aller et au retour sur une assez longue étendue, et dans un seul point; pas de douleur, quelques gouttes de sang. Sonde n° 18 introduite sur conducteur facilement; il s'écoule un verre d'urine par la sonde. — Sulf. quin. 0,60, catapl., repos, bouill. pot.

Demi heure après l'opération , puls. 72, temp. 37º,8.— Soir. P. 70; temp. 38 ,5; pas de frisson , pas de fièvre, pas de céphalalgie, pas de douleurs; pas de sang, sauf le long de la sonde. Reins indolores, un peu de chaleur et de sueurs ce soir.

Le 13. Pouls 64, temp. 37º,9. Il a passé ce matin un peu d'urine et de sang entre la sonde et le canal. Langue un peu sale, pas de frissons, pas de fièvre, pas de céphalalgie. — Sulf. quin. 0,40, 2 port. — Soir. Pouls 72, temp. 37º,8. On enlève la sonde qui ne présente qu'une faible couche de mucus. État général et local bons.

Le 14. Puls. 92, temp. 39º,8. Le malade a eu ce matin une légère sensation de froid, sans véritable frisson. Les urines sont assez claires, mais d'assez mauvaise odeur. Presque pas de douleur en pissant. Il a bien dormi; ce matin la langue est un peu sale et il y a un peu de courbature. — Sulf. quin. 0,60. — Soir. Pouls 104, temp. 40º,1. A dix heures et demi le malade a été pris d'un frisson peu intense qui a duré une heure; il s'est endormi ensuite, mais s'est bientôt réveillé pour vomir son déjeuner; chaleur toute l'après-midi et sueurs peu abondantes. La courbature a augmenté; il n'a de douleurs ni dans les reins, ni dans le ventre, ni au périnée ni dans le canal. Céphalalgie intense, soif vive, langue assez nette. — Diète.

15 novembre, puls. 96, temp. 39,8 ; la céphalalgie, accompagnée de bourdonnements d'oreilles, et due en partie au sulfate de quinine, est exaspérée par des efforts de toux. La courbature a diminué; il y a eu un peu de sueurs ; la langue reste sale. Le malade pisse bien sans douleur, vide sa vessie; pas de douleurs rénales spontanées ou à la pression. — Sulf. quin. 0,60; lavem. émoll., bourrache, bouill., pot. — Soir, puls. 92, temp. 39º7; la céphalalgie persiste , pas de frissons; aucune douleurs, reins indolores; langue sale.

16 novembre, puls. 84, temp. 38º5 ; pas de douleurs de reins ; la céphalalgie persiste, mais moins forte. — Sulf. quin. 0,40. Une port. — Soir, puls. 92, temp. 38º6; légère douleur dans la région rénale gauche en arrière; pas de sensibilité à la pression; céphalalgie.

17 novembre, puls. 68, temp. 37º3 ; la douleur de reins a cessé; encore un peu de céphalalgie. — Cesser le sulf. de quin.; 2 port. — Soir, puls. 88, temp. 39º2 ; céphalalgie légère; pas de douleurs ; le malade a pissé trois fois depuis ce matin, à gros jet.

18 novembre, puls. 72, temp. 37º9; pas de douleurs en urinant; pas de maux de reins; langue sale; toux; le malade se lèvera. — Soir, puls. 80 , temp. 37º9; miction non douloureuse.

19 novembre, puls. 60, temp. 37º8; l'état est maintenant très-bon; la langue est encore un peu sale. — Soir, puls. 60, temp. 37º6; une seule miction dans la journée.

20 novembre, puls. 60 temp. 37º4; une miction dans la nuit; le malade pisse devant uous; le jet est gros et vigoureux. — Sir, puls. 60, temp. 39º4.

Les jours suivants l'état général reste bon; l'appétit revient; un léger écoulement gommeux, qui se faisait par l'urèthre, diminue et cesse.

26 novembre, le quinzième jour après l'opération, on passe facilement le n. 18, sans faire saigner le canal; il n'en résulte aucune gêne de la miction.

29 novembre, le 18 passe très-bien; le garder cinq minutes.

On continue à le passer facilement les jours suivants sans provoquer aucun accident, et le malade l'introduit lui-même.

Exeat le 10 décembre. État général et local excellent; le malade se passera le n. 18 tous les deux jours.

Il revient le 17 décembre; le n. 18 continue à passer très-facilement; la miction est très-régulière.

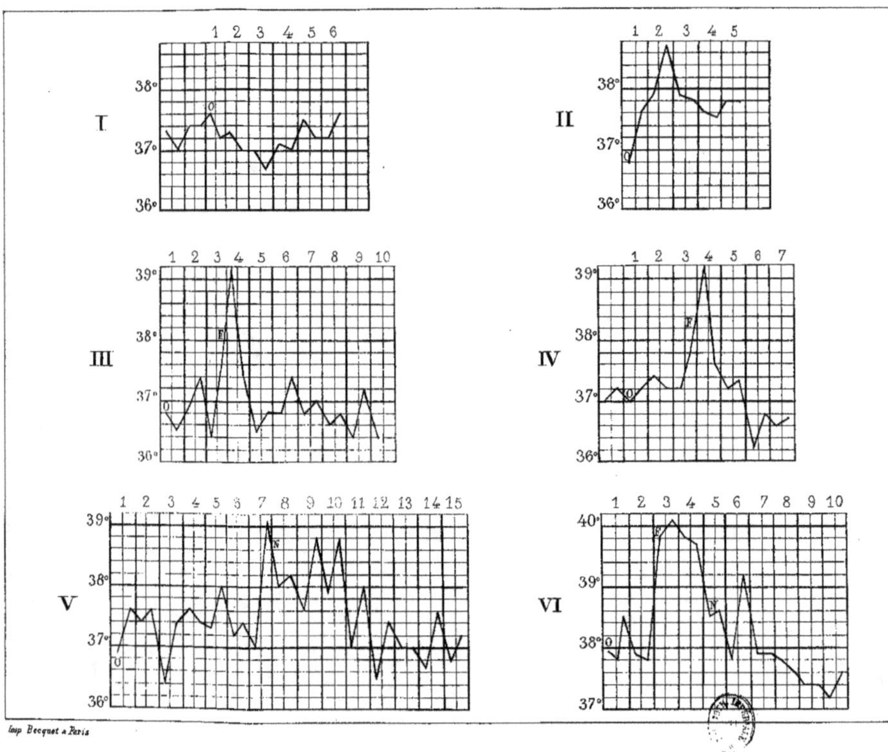

EXPLICATION DE LA PLANCHE.

O indique le moment où l'opération est pratiquée.

F Frisson.

N Douleurs rénales indiquant de la congestion rénale, ou de la néphrite

Courbe I. — L'opération n'est suivie d'aucun phénomène fébrile. La montée au cinquième jour coïncide avec le moment où le malade commence à se lever. (Obs. 15.)

Courbe II. — Fièvre simple. (Obs. 12.)

Courbes III et IV. — Frisson sans phénomènes phlegmasiques. Élévation brusque avec défervescence rapide. (Obs. 4 et 11.)

Courbes V et VI. — Accidents douloureux du côté des reins ; la défervesence est graduelle (Obs.1 et 21.)

Nous avons choisi ces six courbes thermométriques comme types ; mais rien n'empêche qu'on voie coïncider ou se succéder chez le même malade le frisson d'intoxication et les accidents phlegmasiques ; la courbe VI en est-peut-être un exemple.

TABLE DES MATIÈRES

Introduction 7

Chapitre I. — De l'opération et des soins consécutifs. 10
  Article 1. Traitement préparatoire. 10
  Article 2. De la bougie conductrice 12
  Article 3. Du conducteur métallique 18
  Article 4. Choix et introduction de la lame 19
  Article 5. De la sonde à demeure 24
  Article 6. Dilatation consécutive 27

Chapitre II — Accidents et résultats 35
  Article 1. Douleur 36
  Article 2. Hémorrhagie. 37
  Article 3. Uréthrite. 40
  Article 4. Accidents fébriles, néphrite, cystite 45
  Article 5. Infiltration d'urine, infection purulente, abcès multiples,
    pneumonie, etc. 55
  Artic.e 6. Accidents éloignés 54
  Article 7. Mortalité : résultats 55

Chapitre III. — Indications de l'uréthrotomie interne. 61
  Article 1. Revue critique des différentes méthodes de traitement
    des rétrécissements de l'urèthre. 61
  Article 2. Indications générales 71
  Article 3. Indications immédiates 76
    1° Fournies par le rétrécissement lui-même 76
        a. Rétrécissements du méat. 76
        b. Rétrécissements cicatriciels 76
        c. Rétrécissements difficiles à franchir. 78
        d. Rétrécissements compliqués de fausses routes. . . 79
    2ⁿ Indications tirées des complications du rétrécissement . 80
        a. Incontinence 80
        b. Tumeur, abcès et infiltration urineuse 82
        c. Cystite et rétention d'urine; néphrite, accidents fébriles. 84
  Article 4. Indications consécutives à la dilatation 87
    1° La dilatation est impuissante 87
        a. Rétrécissements irritables 87
        b. Rétrécissements élastiques 89
        c. Fistules périnéales et scrotales 89
    2° La dilatation cause des accidents 92
  Article 5. Contre-indications 93

  Conclusions 94

  Observations 95

Paris. A. Parent, imprimeur de la Faculté de Médecine, rue Mᵉ-le-Prince, 31